WESTEND

Zum Buch
Ist unser Alter individuell vorprogrammiert, oder können wir unseren Alterungsprozess beeinflussen? Cem Ekmekcioglu behandelt die verschiedenen Theorien des Alterns, beschreibt, welche körperlichen Veränderungen stattfinden, wenn wir älter werden, und zeigt, was wir tun können, um lange und gesund zu leben. Dabei spart er auch die negativen Seiten des Alterns wie Einsamkeit, Gebrechlichkeit oder die veränderte Zeitwahrnehmung nicht aus. Und wird die Wissenschaft das »Altersgen« finden, das wir nur »abschalten« müssten? Oder wird sie andere Therapien entwickeln, die uns ein (fast) unendlich langes Leben bescheren? Cem Ekmekcioglu gibt die Antworten.

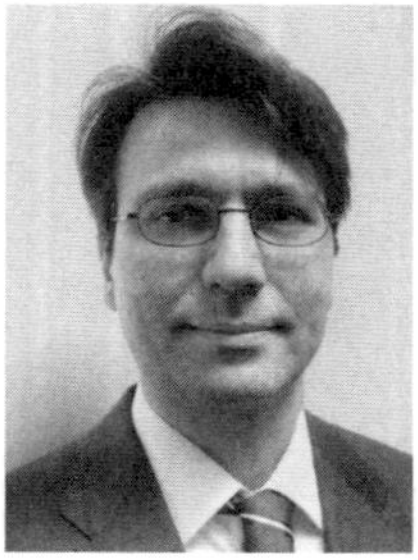

Cem Ekmekcioglu, Jahrgang 1965, Facharzt für Physiologie und Ernährungsmediziner, ist außerordentlicher Universitätsprofessor und seit 1994 am Institut für Physiologie an der Medizinischen Universität in Wien tätig. 2006 erschien bei Westend sein Buch *50 einfache Dinge, die Sie über Ernährung wissen sollten*. Er lebt mit seiner Frau und drei Kindern in Wien.

Cem Ekmekcioglu

50 einfache Dinge, die Sie über das Altern wissen sollten

WESTEND

Ich widme dieses Buch meinen Eltern, Cevdet und Esin, und meinen Kindern, Stella, Ina und Deniz.

Mehr über unsere Autoren und Bücher:
www.westendverlag.de

Die Deutsche Bibliothek verzeichnet diese Publikation in der Deutschen Nationalbibliografie. Detaillierte bibliografische Daten sind im Internet über http://dnb.ddb.de abrufbar.

FSC
Mix
Produktgruppe aus vorbildlich bewirtschafteten Wäldern und anderen kontrollierten Herkünften
www.fsc.org Zert.-Nr. GFA-COC-001223
© 1996 Forest Stewardship Council

ISBN 978-3-938060-36-0

Umschlaggestaltung: Maßmann, Neuser GmbH, München
Umschlagabbildung: plainpicture (oben), Stockfood (unten)
Typografie: Stefanie Silber Gestalten, www.silbergestalten.de
Satz: Fotosatz Amann, Aichstetten
Druck und Bindung: CPI – Clausen & Bosse, Leck
Printed in Germany

Inhalt

Wichtige Hinweise:

- Bevor Sie erstmalig mit einem körperlichen Trainingsprogramm beginnen, sollten Sie auf jeden Fall Ihren Arzt kontaktieren.
- Die Einnahme von Hormonen sollte nur nach ärztlicher Verschreibung erfolgen.
- Nahrungsergänzungsmittel können bei längerer Zufuhr hoher Mengen Nebenwirkungen zeigen.

I Gedanken über das Altern

Über kaum einen anderen biologischen Vorgang haben sich Philosophen und Wissenschaftler mehr Gedanken gemacht als über das Altern des Menschen. Das Wort »alt« leitet sich ab vom indogermanischen Wortstamm »al«, was wachsen und reifen bedeutet. Damit kann man zwar den Alterungsprozess als einen natürlichen Wachstums- und Reifungsprozess beschreiben, jedoch existiert keine eindeutige Definition für das Altern. Unter Altern könnte man etwa verstehen, dass die Überlebenswahrscheinlichkeit aufgrund von körpereigenen Prozessen zeitabhängig abnimmt. Oder dass eine zunehmende Einschränkung der Organfunktionen stattfindet, die schließlich zu Gebrechlichkeit und Tod führt. Eine weiterfassende Erklärung würde den gesamten Lebenszyklus von der Befruchtung des Eis durch ein Spermium bis zum Tod einschließen.

Anlehnend an neuere Begriffsbestimmungen ist Altern die Unfähigkeit des Organismus, adäquat auf externe und interne Stressoren zu reagieren, und dass es dadurch zu einer Störung des inneren Gleichgewichts, der sogenannten Homöostase, kommt. Unterschieden werden sollte außerdem zwischen Altern und Sterben. Ein Fensterglas altert nicht oder kaum, seine physikalische Struktur bleibt sehr lange erhalten. Kracht ein Fußball auf das Glas, zerbricht es, das Glas stirbt.

Kein Mensch kann sich dem Altern entziehen. Nicht nur wir als Menschen altern, auch viele andere Spezies sind dem Alterungsprozess ausgesetzt. Aber es gibt auch Organismen, die nicht altern. Pflanzen zum Beispiel sind fast unbegrenzt regenerierbar. Ein begehrtes wissenschaftliches »Objekt« für einen nicht alternden Metabolismus (Stoffwechsel) ist der Süßwasserpolyp Hydra. Er kann durchaus als unsterblich bezeichnet werden. Es wird angenommen, dass sich das Gewebe der Hydra unbegrenzt erneuern kann. Über die Hydra werde ich Ihnen später noch etwas erzählen.

Was den Alterungsprozess häufig einschränkt beziehungsweise verbirgt, sind äußere Faktoren aus der Umwelt. Mäuse beispielsweise, die in freier Wildbahn den Gefahren der Umwelt ausgesetzt sind, werden wahrscheinlich ihre maximale Lebensspanne seltener erreichen als Mäuse, die als Haustier gehalten werden. Auch in unserer Spezies ist Altern nicht gleich Altern. Früher wurden damit Gebrechlichkeit und Krankheit assoziiert. Heute gibt es eine große Bandbreite an alten Menschen: von fitten zu unfitten, kranken und kerngesunden, aktiven und faulen.

Das Interesse, den Alterungsprozess zu erforschen, wurde insbesondere durch zahlreiche Versuche bei Modellorganismen – etwa dem Fadenwurm *C. elegans* oder der Fruchtfliege *D. melanogaster* – geweckt, bei denen durch genetische Manipulation das Altern verzögert wurde. Auch beim Menschen konnte zum Beispiel beobachtet werden, dass eine Verminderung der täglichen Kalorienzufuhr (sogenanntes Caloric Restriction) das Leben verlängert und bewirkt, dass altersabhängige Erkrankungen verzögert auftreten.

Die Wissenschaft, die sich mit dem Prozess des Alterns beschäftigt, wird Gerontologie genannt. Sie ist einer der am schnellsten wachsenden Wissenschaftszweige in den Biowissenschaften. Die Geriatrie hingegen untersucht die Krankheiten alter und alternder Menschen. Ich werde im ersten Teil dieses Buches philosophisch-soziologische Überlegungen zum Thema darlegen und dann auf die unterschiedlichen Theorien bezüglich des Alterns eingehen. Die anschließenden Kapitel beschäftigen sich sodann mit den physiologischen Veränderungen einzelner Organe im Alter und deren Bedeutung für den älteren Menschen. Danach werde ich auf interessante Aspekte der Chronobiologie (»innere Uhr«) sowie den (vorbeugenden) Einfluss von Ernährung und Bewegung auf Altern und altersabhängige Krankheiten eingehen. Weitere Kapitel behandeln die populären und vieldiskutierten Themen »Nahrungsergänzungsmittel« und »Anti-Aging-Substanzen«. Die letzten Kapitel beleuchten unter anderem neuere und zukunftsweisende, aber auch umstrittene Themen wie Klonen und embryonale Stammzelltherapie. Den Abschluss bildet ein Interview, das ich mit meinem Vater geführt habe.

I *Unsterblichkeit oder Unausweichlichkeit?*

Der Wunsch nach Unsterblichkeit gehört – neben dem Verlangen, frei zu fliegen oder unsichtbar zu sein – zu den beliebtesten Träumen der Menschen. Und so kursieren seit Anbeginn der mündlichen und schriftlichen Überlieferungen viele Mythen und Legenden über die Unsterblichkeit des Menschen. Dabei hatte alles gut angefangen, wenn es nicht die große Versuchung gegeben hätte. Eva und Adam aßen vom Baum der Erkenntnis: ein klarer Verstoß gegen das göttliche Verbot. In der Bibel, im Buch Genesis 3,22, steht: »Dann sprach Gott, der Herr: Seht, der Mensch ist geworden wie wir; er erkennt Gut und Böse. Dass er jetzt nicht die Hand ausstreckt, auch vom Baum des Lebens nimmt, davon isst und ewig lebt!« Gott verwies daraufhin Adam und Eva aus dem Paradies (Genesis 3,23) und blieb von diesem Zeitpunkt an als Einziger unsterblich und hatte auch als Einziger die Macht über Leben und Tod – bis heute, aber wie lange noch?

Heutzutage, im Zeitalter der Molekularbiologie, Genforschung und des Klonens, scheint der Mensch einen neuen Versuch zu unternehmen, unsterblich zu werden. Nur dieses Mal lässt er sich nicht so leicht linken wie damals von einer Schlange. Er ist schlauer geworden und hat seine Ausgangsposition für den Zieleinlauf deutlich verbessert. Aber wird es ihm mit diesen Vorteilen tatsächlich gelingen, Unsterblichkeit zu erlangen? Dolly, das Klonschaf, war der Anfang, andere Versuche folgten. Bald wird es vielleicht möglich sein, schlechte Gene auszuschalten und die Gene für Langlebigkeit zu verstärken. Das Wissen der Menschheit verdopple sich alle fünf bis zehn Jahre, sagt man. Warum nicht auch in diesen Bereich?

In der Mythologie weist die Geschichte von Tithonus auf die Problematik der Unsterblichkeit hin. Tithonus, ein sterblicher trojanischer Adeliger, war der Liebhaber von Aurora, der Göttin der Morgenröte, die allmorgendlich in ihrem prächtigen Gewand durch den Himmel schwebte. Tithonus gefiel Aurora so sehr, dass Aurora ihren Vater, den großen Zeus, bat, Tithonus Unsterblichkeit zu verleihen. Zeus erfüllte diesen Wunsch Auroras. Aber sie hatte etwas Wichtiges vergessen. In ihrer grenzenlosen Euphorie hatte sie es versäumt, ihren Vater zugleich darum zu bitten, dass Tithonus auf ewig jung bliebe. So kam es, dass Tithonus zwar unsterblich wurde, aber wie jeder andere Sterbliche auch dem normalen Alterungsprozess ausgeliefert war. Die Konsequenz war, dass er im hochbetagten Alter von hundert tagaus, tagein durch Auroras Gemächer wandelte, unaufhörlich schwatzend und leider ohne jegliches Sex-Appeal, so dass Aurora ihn schließlich in eine Zikade verwandelte, um ihn und vor allem sich von den Qualen zu erlösen. Daraus lernen wir: Altern ist unausweichlich, auch wenn man Unsterblichkeit erlangen sollte.

Die Geschichte von Gilgamesch wiederum zeigt, dass auch der Tod unausweichlich ist. Gilgamesch, dem babylonischen Halbgott, haben die Götter Unsterblichkeit angeboten, wenn er sieben Tage ohne zu schlafen durchhalten würde. Nachdem er bei diesem Test durchgefallen war, gaben ihm die Götter noch eine Chance. Sie sagten ihm, dass er eine bestimmte Wasserpflanze essen solle, um unsterblich zu werden. Gilgamesch fand die Pflanze, vergaß sie jedoch am Strand, weil er es vorzog zu schwimmen. So kam es, dass sich eine Schlange heranschlich und die Pflanze aß. Die Moral von der Geschichte: Niemand entgeht dem Tod.

Sowohl der Taoismus als auch die ayurvedische Medizin haben ihre Anti-Aging-Theorien. Der Taoist ist überzeugt, dass durch relativ geringe Anstrengung – etwa tiefe Atemübungen, Fasten, Essen von bestimmten Heilpflanzen wie Ginseng – der Alterungsprozess aufgehalten beziehungsweise verzögert werden kann. Auch in der ayurvedischen Medizin wird gelehrt, dass durch transzendentales Loslösen und Verzehr von gewissen Kräutern der Alterungsprozess zum Stillstand gebracht werden kann.

In dem Klassiker *Gullivers Reisen* von Jonathan Swift besucht Gulliver im dritten Teil des Buches das Volk der Luggnaggier, eine höfliche und gutmütige Gemeinschaft, in der auch Unsterbliche leben. Diese werden mit einem runden, roten Fleck auf der Stirn über der linken Augenbraue geboren und Struldbrugs genannt. Gulliver ist begeistert: »Wie in Verzückung rief ich aus: Oh glückliche Nation, wo jedes Kind wenigstens die Chance hat, unsterblich zu werden!« Gullivers Erwartungen an diese Menschen sind klar. Er erwartet, dass er glücklichen und weisen Menschen begegnen wird, Menschen, die ohne die Last der ewigen Angst vor dem Tod leben. Doch die Luggnaggier erklären Gulliver das Gegenteil.

»Sie benähmen sich wie gewöhnliche Sterbliche, bis sie etwa dreißig Jahre alt wären; dann würden sie allmählich melancholisch und niedergeschlagen, und beides steigere sich, bis sie das achtzigste Jahr erreichten. Dann zeigten sie nicht allein alle Torheiten und Schwächen anderer alter Leute, sondern noch viel mehr, die eine Folge der furchtbaren Aussicht, niemals zu sterben, seien. Die am wenigsten unglücklichen unter ihnen scheinen noch diejenigen zu sein, die kindisch werden und ihr Gedächtnis völlig verlieren. Mit achtzig werden die Struldbrugs als rechtlich tot betrachtet; ihre Erben übernehmen das Vermögen, und sie haben kein Recht mehr, Land zu erwerben. Mit neunzig verlieren sie Zähne und Haare; in diesem Alter nehmen sie keinen Geschmacksunterschied mehr wahr, sondern essen ohne Vergnügen und Appetit, was sie bekommen können. Sie vergessen die Namen, auch der engsten Angehörigen. Das führt sogar dazu, dass sie keine Freude mehr am Lesen haben, da ihr Gedächtnis nicht ausreicht, um am Ende eines Satzes sich an den Beginn zu erinnern.«

Und in der Tat trifft Gulliver dann auf griesgrämige Greise mit Gedächtnisstörungen, die ihre normalsterblichen Landsleute aus tiefstem Herzen beneiden. Gulliver wird Zeuge, dass die Struldbrugs wie Fremde im eigenen Land leben. Gullivers Wunsch nach Unsterblichkeit wird durch dieses Erlebnis stark getrübt, und er verlässt kurz darauf das Land.

Die philosophische Frage, die sich bei diesem Thema stellt, ist: Wollen wir überhaupt unsterblich sein? Unsterblich zu sein, klingt zwar grenzenlos anziehend, ist aber auch mit Leid und Angst verbunden. Für Connor MacLeod in dem Film *Highlander* (1986) war es eine Qual. Jedes Mal zerbrach es ihm das Herz, wenn eine seiner vielen sterblichen Frau von ihm ging. Er als Highlander hat alles und jeden überdauert. Er sah unendlich viele Menschen kommen und gehen. Aber war er wirklich glücklich?

Ein ähnliches Schicksal erlitt auch Raymond Fosca, der Titelheld von Simone de Beauvoirs Roman *Alle Menschen sind sterblich*. Fosca trinkt von einem Lebenselixier und wird dadurch unsterblich. Jahrhunderte später erkennt er, dass Unsterblichkeit nicht glücklich macht, sondern dass »jeder Sieg sich eines Tages in eine Niederlage verkehrt« und dass die großen humanitären Ziele und Taten, die man erreicht hat und erreichen will, im Endeffekt gar nichts bedeuten und nicht die »allerleiseste Spur« hinterlassen. Besonders schmerzhaft war für ihn der ständige Verlust seiner Liebsten – ähnlich wie bei Connor MacLoud. Seine Frauen und Kinder starben reihenweise, so sehr er sich auch um deren Wohlergehen und Schutz bemühte. Zum Schluss blieb Fosca nichts anderes übrig als zu resignieren. So gesehen sollte man glücklich sein, dass die Zeit für uns Sterbliche eines Tages stillsteht.

Ein anderer tragischer Unsterblicher war Dorian Gray. Dorian, ein im Herzen reiner, bildschöner junger Mann, wird verführt, sich der sinnlichen Lust und dem Vergnügen hinzugeben. Er geht einen unheilvollen Pakt ein, durch den er Unsterblichkeit und ewige Jugend verliehen bekommt. Die Unsterblichkeit bringt ihm zweierlei – erstens den moralischen Verfall und zweitens die Angst, seine Gabe wieder zu verlieren. Sein Porträt, das sich versteckt und verborgen in einem sicheren Bereich des Hauses befindet, zeigt jedoch sein wahres Ich, das Spiegelbild seiner Seele. »Er besaß den Schlüssel, und niemand sonst konnte hier herein. Unter seinem purpurnen Sargtuch konnte das gemalte Gesicht tierisch, aufgedunsen und schmutzig werden. Was machte das schon? ... Warum sollte er die grauenhafte Zersetzung seiner Seele beobachten? Er behielt seine Jugend – das genügte. Und im übrigen, war es nicht möglich, dass sein Wesen sich besserte?«

Vielleicht ja, aber Jugend ist verlockend, und Jugend ist einfach. Will man als attraktiver Junggeselle überhaupt Reife und Weisheit erlangen? *Forever young*?

Das Alter und Altern haben ihren Sinn. Sie sind ein wesentlicher Bestandteil des sozialen Systems. Wenn man es vom religiösen Aspekt betrachtet: Warum sollte man im jetzigen Leben nach Unsterblichkeit trachten, wenn wir sie nach dem Tod – meiner Meinung nach – sowieso erhalten. Oder anders formuliert: Trachten vor allem die Menschen, die nicht an ein ewiges Dasein nach dem Tod glauben, nach Unsterblichkeit? Oder glauben wir angesichts der Vergänglichkeit unseres irdischen Lebens an ein ewiges Leben nach dem Tod? Das sind alles Fragen, die niemand beantworten kann, die aber unser Streben beziehungsweise Nichtstreben nach Unsterblichkeit und einem ewigen irdischen Leben beeinflussen.

2 Existiert der Jungbrunnen?

»Alle wollen es *werden*, keiner will es *sein*: alt.« Dieses Zitat ist weitläufig bekannt und kommt in zahlreichen Publikationen, die sich mit dem Altern beschäftigen, als beliebter Einstiegsspruch zum Einsatz. Ich kann aber nicht ganz nachvollziehen, warum dieses Zitat die breite Masse anspricht. Will man wirklich alt werden?

Ich bin jetzt vierundvierzig, und ich möchte eigentlich nicht unbedingt weiter alt werden. Dreißig ist gut, vierzig vielleicht noch besser, aber fünfzig oder mehr, ich weiß nicht. Ich glaube eher, dass dieser Spruch bis maximal zum vierzigsten, eventuell fünfzigsten Lebensjahr zutrifft. Ab dann würden sich wahrscheinlich viele Menschen einen Drink aus dem »Jung- und Vitalitätsbrunnen« wünschen. Existiert so ein Jungbrunnen, und wie ist sein Inhalt zusammengesetzt? Prominente inhalieren Sauerstoff aus der Flasche oder gönnen sich literweise O_2-Wasser. Andere essen Unmengen Heilkräuter. Der älteste Mensch lebte 122 Jahre. Viele vermeintlichen früheren Rekorde entpuppten sich als Schwindel. Eine der bekanntesten angeblichen Spitzenleistungen war die des Engländers Thomas Parr, der 152 Jahre alt geworden sein soll. Es ist aber eher wahrscheinlich, dass er maximal siebzig Jahre auf dem Buckel hatte.

Die Legende von Gilgamesch, einem sumerischen König, der vor 4000 Jahren lebte, habe ich bereits im vorangegangenen Kapitel erwähnt. Ihm wurde gesagt: Reinige deinen Körper im Wasser einer bestimmten Quelle, verzehr eine gewisse Pflanze und bleibe wach für eine Woche. Gilgamesch fand die Quelle. Er fand auch die Pflanze. Eine Schlange schnappte sie ihm jedoch weg, bevor er sie verzehren konnte. Schließlich war er so müde, dass er schlief. Diese Legende enthält die vier Elemente, die mit der Frage, wie man dem Altern entgehen kann, über Jahrhunderte verbunden ist: Wasser, Pflanze, Schlaf und die Schlange.

Dem Wasser wird schon seit Menschengedenken eine heilende Wirkung nachgesagt. Nicht umsonst boomen heutzutage Kurorte und die Bäderheilkunde. Seit Jahrhunderten beziehungsweise Jahrtausenden werden Pflanzen oder Pflanzenrezepte gegen das Alter vertrieben. Das älteste Rezept gegen Falten wurde auf über 5000 Jahre altem ägyptischem Papyrus entdeckt. Die dritte Komponente, Schlaf, kann in beide Richtungen gehen, Verjüngung und Tod. Und die Schlange schließlich gilt als Symbol der Unsterblichkeit und der Heilung.

Der Jungbrunnen ist auch in der Malerei ein verlockendes Thema. Lucas Cranach der Ältere (1472–1553) zum Beispiel hat 1546 den Menschen ein visuelles »Verjüngungsbad« geschenkt. In seinem Meisterwerk »Der Jungbrunnen« steigen alte, welke Frauen vorsichtig in ein Becken hinab und verlassen auf der anderen Seite des Beckens das »Wunderbad« – wieder jung und frisch, voller Lebensfreude.

In der Literatur finden sich einige Hinweise auf die mögliche Existenz eines Jungbrunnens. Man glaubte zum Beispiel, dass ein Fluss der Unsterblichkeit durch den Garten Eden floss. Des weiteren erzählt eine alte Geschichte, dass der Koch von Alexander dem Großen, während er einen Fisch in einem Fluss präparierte, beobachtete, wie dieser wieder zum Leben erweckt wurde. Dieser Fluss wurde dann bekannt als das »Wasser des Lebens«. Der Koch wollte unter keinen Umständen Alexander den Fluss zeigen und wurde daraufhin zum Tode verurteilt.

Eine andere Geschichte handelt vom Inder Ayavanna, dem

die Halbgötter im Gegenzug für seine Dienste den Jungbrunnen zeigten. Diese Legende war die Grundlage für die Geschichte von Shangri-La und den Menschen von Hunza, die ein besonders hohes Alter erreichten.

Neben dem legendären Jungbrunnen, der Menschen Unsterblichkeit verleihen soll, existieren ähnliche Pendants auch in der Tierwelt. Im Bienenvolk zum Beispiel haben Arbeitsbienen und Königinnen dieselbe genetische Grundausstattung. Die Königinnen weisen aber eine deutlich höhere Lebenserwartung von einigen Jahren auf, während die Arbeitsbienen nur wenige Wochen leben. Dass die Königinnen lange leben, ist wichtig für die Aufrechterhaltung der Nachkommenschaft. Erklärt wird die fast fünfzigfach längere Lebenserwartung der Königinnen mit dem hochwertigen »Lebenssaft«, dem Gelee Royal. Dieser wird von den Honigbienen als einzige Nahrungsquelle für ihre Königinnen hergestellt. Das königliche Sekret, dessen komplette Zusammensetzung noch nicht vollständig aufgeschlüsselt ist, scheint der zelluläre Jungbrunnen für die Bienenköniginnen zu sein. Vermutet wird, dass durch dieses besondere Lebenselixier Gene für Langlebigkeit aktiviert und schädigende Einflüsse eliminiert werden. Der potentielle Einfluss von externen Faktoren – etwa die von potentiellen »Lebenssäften« auf das Erbgut – fällt in das Gebiet Epigenetik, auf die ich im Kapitel 47 näher eingehen werde. Neuere Untersuchung zeigen zum Beispiel, dass das Gelee Royal potente antioxidative Wirkungen aufweist. Da eine erhöhte, ständige Belastung mit freien Radikalen beziehungsweise oxidativer Stress eine wichtige Rolle im Alterungsprozess spielen (siehe Seite 59), könnte dies ein potentieller Mechanismus sein.

Existiert jetzt der Jungbrunnen? Die Antwort ist eindeutig nein. Es gibt noch keinen Saft, kein Wasser, kein Elixier, keinen mit Wein/Wasser gefüllten Kelch, die uns Unsterblichkeit und ewige Jugend schenken. Die Bedeutung dabei liegt zwar auf *keinen*, aber man sollte das *noch* nicht übersehen. In einigen Jahrzehnten hat man vielleicht potente Faktoren entschlüsselt, die eine langdauernde Aktivierung von Langlebigkeitsgenen in der menschlichen Zelle bewirken.

Bei tierischen Modellorganismen konnte das Leben durch Genmanipulation um bis zu fünfzig Prozent verlängert werden. Aus diesen Genfaktoren könnte man dann einen »Immortality Cocktail« mixen. Ganz von der Hand zu weisen ist das nicht ..., aber auch dieser Cocktail kann nicht verhindern, dass einem irgendwann einmal das sprichwörtliche Klavier auf den Kopf fällt.

3 *Probleme und Chancen des Alterns*

Das Leben kann in einzelne Phasen unterteilt werden. Die erste Stufe dient dem körperlichen Wachstum und der Reifung. Danach folgen die Jahre der Fortpflanzung. An diese schließt sich die Phase des Wissens an. Der letzte Abschnitt wiederum dient der Vermittlung des Wissens und der gesammelten Erfahrungen.

Probleme über Probleme

Ich gehöre mit vierundvierzig Jahren noch nicht zum sogenannten alten Eisen, aber ich bin mir bewusst, dass auch ich älter werde. Wie es ist, alt zu sein, weiß ich *verständlicherweise* aber nicht. Ich sehe es teilweise in meinem Umfeld, bei meinen

Eltern und älteren Menschen, mit denen ich engeren Kontakt habe. Bei manchen scheint das Gefühl, alt zu sein, plötzlich zu kommen, bei anderen dauert es länger. Es ist etwas anderes als eine Depression, eher mit einer gewissen Melancholie vergleichbar, die mit Niedergeschlagenheit und Missstimmung einhergeht. Bei vielen Menschen äußert sich das zum ersten Mal um die vierzig.

Unter dem Stichwort Midlife-Crisis wird das den Männern wie ein Button auf die Brust geklebt. Eine nichtgelebte Jugend, Frust im Job oder in der Familie, aber auch die beginnende Angst, für das andere Geschlecht nicht mehr attraktiv zu wirken, spielen hier eine Rolle. Mann fängt an, sich die Sinnfrage zu stellen, vor allem Männer, die schon alles erreicht haben oder glauben, an ihren Zenit angelangt zu sein. Der Porsche vor der Haustür befriedigt in diesem Fall (wahrscheinlich) auch nur bedingt. Mann probiert Neues aus, und Mann läuft dadurch unter Umständen Gefahr, das Falsche zu tun. Das Verlassen der Familie wegen einer Jüngeren oder ein Jobwechsel aufgrund einer fehlenden Herausforderung, neudeutsch »Challenge« genannt, wird häufig Jahre später bereut. Doch das Problem ist, dass die Zeit nicht zurückdreht werden kann.

Auch viele Frauen erleben um die vierzig herum ihre »Crisis« (obwohl ich das als Mann natürlich nicht ganz wiedergeben kann). Die ersten Falten und weißen Haare, der nicht weggehende Bauchspeck, die Haut, die nicht mehr so straff ist, schüren eine gewisse Unsicherheit und möglicherweise die Angst, nicht mehr attraktiv für den Partner zu sein. Außerdem kommt die Sorge vor der nahenden Menopause auf. Im Extremfall macht sich Panik breit, die »Torschlusspanik«, keinen passablen Partner mehr abzubekommen oder kinderlos den zweiten Lebensabschnitt zu betreten.

Ab fünfzig fängt man dann wahrscheinlich an, sich vermehrt die Sinnfrage zu stellen: Sollte das schon alles gewesen sein? So viel wollte ich tun, aber was ist herausgekommen? Kommt noch etwas nach? Man fühlt eine Leere und Langeweile und meint zu stagnieren, im Beruf, in der Ehe, in den Freundschaften. Die Erinnerungen bekommen einen größeren Stellenwert im Leben, etwa durch den Tod der Eltern oder auch durch Kinder, die (normalerweise) nach zwanzig Jahren das Haus verlassen (sollten). Man hat das Gefühl, es ist nicht mehr sehr viel drin im Leben. Die Ehe, sofern sie noch besteht, dümpelt seit Jahren vor sich hin, es gibt keine Höhen mehr, aber auch die anstrengenden und fordernden Tiefphasen werden geringer. Harmonie und Sicherheit statt Leidenschaft und eventuell Ungewissheit bestimmen das Leben. Beruflich ist ein Neueinstieg fast unmöglich, und im alten Job fehlen die Herausforderung beziehungsweise die Kraft, neue Herausforderungen mit Elan anzugehen. In dieser Umbruchphase um die fünfzig kommen vielleicht noch negative Gefühle auf, Neid gegen die Jüngeren, Ärger darüber, dass einiges versäumt wurde, dass man zu feig, faul oder knauserig war, Abenteuer zu erleben. Um die fünfzig ist auch eine Zeit, wo man sich überlegen sollte, in welche Richtung man vorhat zu gehen. Gehenlassen und Apathie oder noch mal Gas geben? Dann irgendwann kommt die Zeit, wo man sich mit dem Tod beschäftigen wird, wenn das nicht ohnehin schon erfolgt ist.

Wenn ein Mann hautnah ein negatives Bild vom Alter erleben will, sollte er *Jedermann* von Philip Roth lesen. Hier kommt das Alter wahrlich nicht gerade gut weg. Roth schildert das Leben eines gut verdienenden Werbefachmanns vor allem in den Jahren zwischen seiner Pensionierung und seinem Tod. Für Roth ist das Alter ein perfektes Desaster. Sein Protagonist ist angeschlossen an verschiedene Schläuche und ausgestattet mit Stents, Narben und Wundverbänden, Stammgast im Krankenhaus. Seine sexuellen Eskapaden mit jüngeren Frauen sind gerade auch kein erfüllender Ausgleich und machen ihn nicht glücklicher, sondern lassen ihn eher zweifeln, ob das wirklich das Wahre gewesen soll: »Er hatte die hilfsbereiteste Frau, die man sich vorstellen konnte, gegen eine Frau eingetauscht, die unter dem leisesten Druck zusammenbrach.« Wenn man das Buch als Vierzigjähriger liest, begibt man sich nicht gerade motiviert in den zweiten Lebensabschnitt und freut sich auf die angeblich genussvolle Zeit der Pensionierung. Obwohl es auch andere Beispiele gibt (siehe Seite 27).

Im Alter bekommen verschiedene Fragen und Ängste eine Bedeutung. Zum einen die Frage nach dem Sinn des Lebens, die man sich klassischerweise bereits ab der Midlife-Crisis zu stellen beginnt: Wohin führt mich mein Weg? Was wird geschehen? Und zahlreiche ähnliche Ungewissheiten. Diese Fragen werden im Vergleich zu jüngeren Jahren im Alter wichtiger. Ein sinnvolles Dasein im Alter entwickelt sich jedoch nicht von selbst; ohne Investitionen wird da wenig passieren. Man muss sich in den Jahren vorher einiges für die späteren Jahre erarbeiten. Man braucht einen mehr oder minder gut strukturierten Plan, wie man die letzten zehn, zwanzig oder auch vierzig Jahre verbringen will. So leicht kann man sich nicht herausreden, wenn es dann so weit ist und *nichts ist*.

Dann kommt noch die Angst vor dem Alleingelassensein und der Einsamkeit auf. Die Zeit der Großfamilie gehört längst schon der Vergangenheit an. Wir leben in einer »No-Kid-Gesellschaft« oder, wenn es unbedingt sein muss, einer »One-Kid-Gesellschaft«. Scheidungen und Trennungen sind an der Tagesordnung. Der Single-Haushalt boomt. Bis fünfundvierzig oder maximal fünfzig ist alles in Ordnung. Mann/Frau ist attraktiv, einigermaßen ausgeglichen und »handelbar und handlebar« am großen Partnermarkt im Internet. Aber ab dann wird es immer schwieriger, jemanden zu finden. All das führt beziehungsweise wird dazu führen, dass auch Einsamkeit in naher Zukunft zu einem großen Problem avancieren wird. Einsamkeit kann auch zu einer Einschränkung der Lebensspanne führen. Interessanterweise ist das auf zellulärer Ebene bereits bekannt. Wenn man Zellen in der Gewebekultur züchtet, sollte man nicht zu wenig Zellen in die Kulturflasche geben, weil sie sonst die Zellteilung einstellen und absterben würden. Viele Zellen überleben nämlich nur in größeren Gemeinschaften, einzelne Zellen sterben relativ schnell. Ein Grund ist, dass Zellen Substanzen ausschütten, die verhindern, dass sie sich gegenseitig das Suizidprogramm aktivieren. Beim Menschen ist das nicht unähnlich. Einsamkeit begünstigt die Entstehung von psychischen Symptomen, vor allem Depression und negativer Stress, das wiederum die Entstehung von Krankheiten oder auch Mangelernährung, die dann unter Umständen mit einer verkürzten Lebensspanne einhergehen.

Im Alter kommt es neben der Erfahrung über die Vergänglichkeit des Lebens auch zu einer gewissen Entfremdung vom eigenen Körper. Menschen denken an die Vergangenheit und vergleichen sich mit ihrer Jugend und schwärmen von der aktiven, glücklichen Zeit. Leider besitzen wir keinen Ausschaltknopf, der uns die »schöne« alte Zeit ausschaltet und es uns damit erleichtert, die Jetztzeit besser zu ertragen und produktiver zu sein. Immer an die Vergangenheit denken kann durchaus lähmend sein. Mann/Frau fühlt sich nicht mehr wohl in der neuen alten Haut, die einem fremd vorkommt und die man schnellstens wieder loswerden will. Diese Gefühle können abgeschwächt werden, wenn regelmäßig körperliches Training und geistig anregende Tätigkeiten auf der Tagesordnung und dem Wochenplan stehen. Auch wäre es nicht schlecht, seine Einschränkungen zu akzeptieren und sich nicht am Schönheitsideal junger Menschen zu orientieren. Noch ist dies schwierig, aber mit der zunehmenden Anzahl an Älteren in der Gesellschaft wird dies wahrscheinlich immer leichter werden. Vielleicht ist es ähnlich mit dem Schönheitsideal des Schlankseins. Wenn die meisten Menschen dick wären, würde man die Dünnen möglicherweise für unattraktiv halten.

Ein nicht seltenes Problem im Alter ist die Angst vor Krankheiten und vor allem vor dem Tod. Letztere ist im Alter jedoch nicht häufiger anzutreffen als in jungen Jahren. Sie ist unvermeidbar und gehört zu einem gesunden Entwicklungsprozess im Laufe des Lebens. Ängste sind auch wichtig, um das Leben vorsichtig und sicher meistern zu können. Die Angst vor Krankheiten kann auch bewirken, dass die Menschen ihr Leben gesünder gestalten, sei es durch bewusstere Ernährung, Bewegung oder auch Rauchverzicht. Bedrohlich wird es erst, wenn die Angst »krankhaft« wird, sie einen lähmt und das Leben des Einzelnen beherrscht.

Das Alter als Chance

Der bekannte Regisseur Ingmar Bergmann soll einmal gesagt haben: »Älter werden ist wie auf einen Berg steigen; je höher man kommt, umso mehr Kräfte sind verbraucht; aber umso weiter sieht man.« In diesem Zitat steckt viel Wahrheit – sowohl vom physiologischen als auch vom philosophischen Aspekt. Der berühmte Sprach- und Literaturwissenschaftler Jacob Grimm (1785–1863) hatte in einer Rede vor der Berliner Akademie der Wissenschaften im Jahre 1860 vortrefflich die Chancen und Vorteile des Alterns formuliert (zitiert nach Helmut Kiesel, *Das Alter in der Literatur*): »Die Natur verfährt im Alter nicht böse mit den Menschen. Sinnenlust verschwindet, (aber) Verfeinerung setzt ein, Kräfte lassen nach, (aber) das Gefühl für Gesundheit steigt. … die blitzende Schönheit der Jugend verschwindet, (aber) die Gesichtszüge veredeln sich.« Für Grimm stellte das Alter nicht nur einen bloßen Verfall des Lebendigen dar, sondern »eine eigen macht« die sich nach ihren besonderen Gesetzen und Bedingungen entfaltet. Auch betonte Grimm, dass der ältere Mensch reich an Erfahrungen ist, die einen großen Schatz darstellen. Des weiteren war für Grimm ein Vorteil des Alters, dass man ohne Angst auf Verluste, den Blick schon teilweise aufs Jenseits gerichtet, seine Meinung frei äußern kann. »Je näher wir dem rande des grabes treten, desto ferner weichen von uns sollten scheu und bedenken, die wir früher hatten.«

Es ist nie zu spät. Das sollte sich jeder Mensch in jedem noch so fortgeschrittenen Alter vor Augen führen und sich dessen bewusst werden. Bertolt Brecht hat das in seiner Erzählung »Die unwürdige Greisin« aus dem Jahre 1939 vortrefflich dargestellt. In dieser Kurzgeschichte erzählt ein Enkel über das Leben seiner Großmutter, vor allem über ihre letzten zwei Jahre. Ihr Leben bestand aus Haushaltsführung und Aufziehen von Kindern. Als ihr Mann, ein Buchdrucker, im Alter von zweiundsiebzig Jahren starb, begann sie dann unerwarteterweise ein neues Leben zu führen. Sie ging ins Kino und zum Pferderennen, aß im Gasthaus und besuchte häufig allein die Werkstatt eines dem Alkohol nicht abgeneigten Flickschusters in einem etwas »verrufenen Gässchen«, alles Freiheiten, die für die damalige Zeit für eine alleinstehende, ältere Dame nicht üblich waren. Ihr neues Leben rief bei ihren Verwandten und Bekannten Verwunderung hervor und ließ sie als »unwürdige Greisin« erscheinen. Diese

Frau lebte zwei Leben, das eine als Ehefrau, Mutter, Hausfrau, dem damaligen Bild der Frau entsprechend, dauerte sechs Jahrzehnte und das andere als alleinstehende Person ohne jegliche Verpflichtungen zwei Jahre. Und Brecht zeigt auch, dass sie diese kurze Zeit »bis zum letzten Brosamen« ausgekostet hat. Für Brecht ist das Alter wahrscheinlich auch eine (letzte) Chance, Verpasstes und vorher nicht Mögliches intensiv nachzuholen und somit schlussendlich zu einem erfüllten Leben zu kommen.

Im Gegensatz zu Roths *Jedermann*, in dem bis ins kleinste Detail ein alter »Loser« skizziert wird, zeichnet Hemingway in seinem Roman *Der alte Mann und das Meer* meines Erachtens ein eher positives Bild des alten Mannes. Der alte Fischer hatte das Ziel, den größten Fang seines Lebens sicher nach Hause zu bringen, und er hat dafür mit all seinen zur Verfügung stehenden Kräften gekämpft. Zwar verlor er letztendlich den Kampf gegen die Natur (wie es auch einem Jüngeren passieren könnte), aber er hat sich den Respekt und die Anerkennung der anderen, die ihn abgeschrieben hatten, erworben. Auch Hemingway wollte in seinem Roman wahrscheinlich zeigen, dass im Alter alles möglich ist, wenn man dranbleibt.

Früher war es für die älteren Menschen in gewisser Hinsicht leichter. Die meisten lebten in der Großfamilie und mussten sich keine großen Gedanken über den Sinn des Lebens, Zukunftsperspektiven und Ähnliches machen. In der Großfamilie haben sie auf die Enkel aufgepasst, in schwierigen Situationen ihre Erfahrung weitergegeben, oder sie halfen im Haushalt mit. Heute ist alles anders. Die Älteren werden scheinbar nicht mehr in dem Ausmaße gebraucht beziehungsweise eingesetzt, vielleicht mal zum Abholen und Heimbringen der Enkelkinder, von denen es auch weniger gibt als früher, oder ab und zu zum

Babysitten, wenn die Eltern abends ausgehen wollen. Trotzdem ergeben sich für die älteren Menschen heutzutage zahlreiche Chancen, vor allem in sozialen Bereichen, wo sie unterstützend wirken und ihre Erfahrungen und ihr Wissen weitergeben können. Doch auch wenn das Altern zweifellos eine Chance darstellt, kann ohne Planung und gewisse Investitionen die Chance nicht in die Tat umgesetzt werden.

Zusammengefasst ist das Alter und das Altern – anlehnend an den 2006 verstorbenen, anerkannten Gerontologen Paul B. Baltes – voller Ambivalenz. Die einen wollen das Volle aus dieser Lebensphase schöpfen, die andern sehen eher das Negative wie der italienische Philosoph Norberto Bobbio (1909–2004), der gesagt hat: » Wer das Alter preist, hat ihm noch nicht ins Gesicht gesehen.« Die Wahrheit liegt wie immer in der Mitte, wie Hesiod schon weise bemerkte: »Die Hälfte ist manchmal mehr als das Ganze«. Viele von uns durchlaufen außerdem die Lebensperioden nicht kontinuierlich, nicht glatt, sondern mit vielen Ecken, Kanten, guten und schlechten Zeiten.

4 *Was macht im Alter zufrieden?*

Zahlreiche Werke über das Altern wurden in den letzten 2500 Jahren verfasst. Eines der ersten und gleichzeitig umfangreichsten war eine Abhandlung von Cicero *De Senectute* (Vom Alter). Cicero (106–43 v. Chr.), römischer Politiker und Philosoph, behandelt in diesem Dialog neben dem Alter auch grundsätzliche Fragen des Lebens wie Glück und Lebenszufriedenheit, wobei er vor allem die Natur und das Landleben als große Energiequelle ansieht. Die Hauptperson in diesem Werk ist Marcus Cato. Über ihn werden die Ansichten Ciceros reflektiert.

Cato unterhält sich mit seinen Freunden. Diese bewundern die Weisheit des alten Cato und die Unbeschwertheit, mit der er alles erträgt.

Cato antwortet darauf: »Wer freilich kein Hilfsmittel zu einem guten und glückseligen Leben in sich selbst hat, für den ist jedes Lebensalter beschwerlich; wer hingegen alle Güter in sich selbst sucht, dem kann nichts als ein Übel erscheinen.« Cicero meint also, dass Menschen sich nicht ändern. Die Bitterkeit und das Mürrischsein von älteren Menschen haben nicht unbedingt ihre Ursache im Alter selbst, sondern rühren von ihrem Charakter: »Nein! Die Schuld von allen derartigen Klagen liegt im Charakter und nicht im Alter.«

Wer also Zeit seines Lebens ständig geklagt hat, wird das wahrscheinlich auch im Alter tun und Entschuldigungen für seine Passivität suchen. Wer sich hingegen schon frühzeitig in eine positive Denkweise eingefunden hat, dem wird auch ein wenig Gebrechlichkeit nichts anhaben. Nicht übertriebenes, sondern adäquates Jammern ist also angesagt.

Cicero nennt auch einen weiteren Grund für das mürrische Wesen vieler Alter – eine geringe Wertschätzung und Verspottung durch Jüngere. Daran scheint sich seit Menschheitsgedenken nicht viel geändert zu haben. Auch die Jungen machen die Alten zu dem, was sie sind. Gerade ältere Menschen brauchen Anerkennung und Respekt wie ein Kind, das ständig seine Streicheleinheiten und Lob benötigt. Jeder Mensch braucht von der Geburt bis zu seinen letzten Tagen Anerkennung; Lob und Liebe – sie sind die Energiequellen eines jeden Individuums. Jeder Mensch möchte das Gefühl bekommen, bedeutend und wertvoll zu sein. Dann kann er viel zurückgeben.

Cicero lässt durch seinen Protagonisten ferner verlauten, dass Wohlsein in der Verbundenheit zur Natur liegt. Cato verrät seinen Freunden außerdem das (Geheim-)Rezept für ein zufriedenes, langes Leben. Er gibt zu, dass Reichtum, Macht und Anerkennung eine gewisse Rolle spielen, aber als »die tauglichsten Waffen des Greisenalters« sieht er die Wissenschaften und das tugendhafte Leben. Darunter könnte man heute etwa eine gesunde Lebensführung, inklusive gesunder Ernährung und regelmäßiger Bewegung, verstehen, verbunden mit ständiger geistiger Aktivität wie Lesen oder tägliches Studieren, um zum Beispiel den Gedächtnisverlust abzuwenden.

Auf die Zufriedenheit und das Wohlbefinden im Alter hat die innere Einstellung einen erheblichen Einfluss, wie wissenschaftliche Untersuchungen gezeigt haben. Wer positiv eingestellt ist, kann das Alter besser genießen und mehr daraus machen als jemand, der schon ab der Midlife-Crisis nur gejammert hat.

Zwar verringert sich mit zunehmendem Alter der Anteil an Personen, die sich als vollkommen gesund einstufen. Dennoch bewerten laut großer Umfragen etwa die Hälfte der über Siebzigjährigen ihre gesundheitliche Situtation als positiv und achtzig Prozent der Siebzig- bis Fünfundachtzigjährigen in Deutschland sind mit ihrem Leben zufrieden. Die SHARE-Studie (Survey of Health, Ageing, and Retirement in Europe; auch unter dem Namen 50plus-in-Europa-Befragung geläufig) hat über 35 000 Personen im Alter über fünfzig Jahren zu ihrer Gesundheit und wirtschaftlichen Situation, zu sozialen und familiären Beziehungen befragt (Näheres unter www.share-project.org/).

Einbezogen wurden Ältere in mehreren europäischen Ländern, unter anderem auch in Deutschland, Österreich und der Schweiz. Dabei zeigte sich, dass in ganz Europa die Familie eine wichtige Rolle im Leben älterer Menschen spielt. Interessant sind jedoch die Unterschiede zwischen Nord und Süd. In Skandinavien ziehen zum Beispiel Kinder weiter weg von ihren Eltern als in den Mittelmeerländern. In allen Ländern beteiligen sich jedoch Großeltern direkt oder indirekt durch finanzielle Unterstützung an der Betreuung ihrer Enkelkinder. Nordeuropäer sind laut SHARE-Studie gesünder und reicher, aber die Menschen im Süden leben länger. Am zufriedensten mit ihrer Gesundheit sind die Dänen, gefolgt von den Schweden und Schweizern. Das Schlusslicht bezüglich Gesundheit bildet Spanien.

Wie gesund Männer und Frauen in Europa leben, hängt aber überall besonders von Einkommen und Ausbildung ab. Befragte mit einer niedrigen Bildung bewegen sich wesentlich seltener und leiden häufiger unter Gewichtsproblemen als Gleichaltrige mit einem höheren Schulabschluss. In einigen Ländern stellt Armut im Alter noch immer ein ernstzunehmendes Problem dar. Im Süden müssen Personen über fünfzig generell mit weniger Einkommen als im Norden auskommen. Die Nähe zur Familie lindert jedoch oft die finanzielle Not. Diesbezüglich erweist sich das Zusammenleben mit Kindern als wichtiger Schutz vor Armut. Die Ergebnisse der 50plus-in-Europa-Studie zeigen außerdem, wie wichtig Zufriedenheit am Arbeitsplatz ist. Zufriedene Arbeitnehmer arbeiten länger. Zusätzlich fördern Eigenverantwortung und Anerkennung im Beruf ein längeres Arbeitsleben. Andererseits gehen schlechte Bedingungen am Arbeitsplatz häufig mit Gesundheitsproblemen und einem frühen Renteneintritt einher.

In einer Befragung von 999 über Fünfundsechzigjährigen in England und Schottland zur Lebensqualität waren soziale Aktivitäten (freiwillige Tätigkeiten im sozialen Bereich), Gesundheit, psychologische Faktoren (Optimismus, positive Lebenseinstellung), gute Nachbarschaft sowie finanzielle Absicherung die maßgeblichen Faktoren, die die Lebenszufriedenheit bestimmten. Ein gutes Verhältnis zu Kindern, Familie, Freunden und Nachbarn waren dabei die wichtigsten Punkte. Eine angenehme Wohnmöglichkeit, finanzielle Unabhängigkeit und Gesundheit waren weitere wichtige Determinanten.

Eine Befragung von älteren Schweden zeigte ebenfalls, dass für die Lebenszufriedenheit der soziale Faktor an erster Stelle steht, gefolgt von Unabhängigkeit und Eigenständigkeit.

Mehr Lebenszufriedenheit kann im Alter erreicht werden, wenn man

- sich realistische Ziele setzt, die mit den individuellen körperlichen und geistigen Möglichkeiten erreichbar sind,
- neue Alternativen findet und versucht, sein Leben abwechslungsreich zu gestalten,
- seine Möglichkeiten optimal ausnützt.

Eine Befragung der 50plus-Generation in England zeigte, dass die meisten mit ihrem Leben zufrieden sind und viele die neue stressfreiere Periode des Lebens mehr genießen können. Diese GOTYS, wie sie James P. Newton bezeichnet, werden zwar älter, fühlen sich jedoch jünger (**G**etting **O**lder, **T**hinking **Y**ounger). Etwa achtzig Prozent möchten mehr reisen, sechzig Prozent freuen sich auf neue Hobbys oder möchten ihre Computerkenntnisse verbessern und mehr als vierzig Prozent möchten wieder Studien aufnehmen. Viele der über Fünfundsechzigjährigen sagten, dass sie früher deutlich mehr Sorgen hatten als jetzt. Fast alle aktivierten täglich ihr Gehirn, sei es durch Lesen, Quizshows im Fernsehen oder das Lösen von Kreuzworträtseln und Ähnlichem.

Zusammengefasst zeigen die meisten Befragungen, dass ältere Europäer im Großen und Ganzen zufrieden mit ihrem Leben sind.

5 *»Forever young« oder »later old«?*

Jung bleiben um jeden Preis? Haare färben, enge Jeans und Cowboystiefel anziehen? Sich noch ein spätes Tattoo verpassen lassen? Und wenn alles nicht hilft, unters Messer gehen? Keiner kann sich heutzutage der Medienpropaganda und der »plastischen Versuchung« entziehen. Die Berufssparte der Models und der plastischen Chirurgen, im Volksmund auch Schönheitschirurgen genannt, boomt wie nie zuvor. Daneben sind die Senioren mittlerweile auch regelmäßig in der Werbung vertreten. Händchen haltend, scheinbar grenzenlos glücklich und unglaublich vital wie im zweiten, dritten oder x-ten Frühling, sieht man sie auf allen möglichen Prospekten und zur Hauptsendezeit über den Bildschirm spazieren. Wenn nicht die Runzeln und Falten im Gesicht wären, würde man meinen, dass hier Jugendliche graziös in der Natur herumhopsen würden. Ist das der richtige Weg, mit dem Alter umzugehen?

Grundsätzlich sollten ältere Menschen ein erfülltes Leben führen, keine Frage. Dazu gehören unter anderem gute soziale und finanzielle Verhältnisse. Vergessen darf man auch nicht den sexuellen Aspekt (siehe dazu Kapitel 25). Aber es ist ebenfalls klar, dass man als Siebzigjähriger nicht mehr zwanzig ist. Auch ein Fünfzig- bis Sechzigjähriger sollte sich nicht mit einem Zwanzig- bis Dreißigjährigen messen. Das wäre eine reine Selbsttäuschung und Illusion. Die gesündeste Einstellung wäre (idealerweise), dass man sich so akzeptiert, wie man ist, nicht mehr so energiegeladen und nicht mehr so knackig.

Im Allgemeinen hat jeder Mensch Sehnsüchte, Wünsche und Hoffnungen. Im Alter kann man aber nicht mehr so viel davon realisieren, vor allem wegen der Abnahme der körperlichen Leistungsfähigkeit. Man ist nicht mehr so attraktiv für deutlich Jüngere, aus einem Marathonlauf wird ein Halb- oder Viertelmarathon und so weiter. Dieser Widerspruch zwischen Wollen und Nicht-mehr-Können vermag dem älteren Menschen ordentlich zusetzen.

Und das Alter hat, wie ich im vorangegangenen Kapitel bereits dargelegt habe, auch seine Vorteile. Man kann die Dinge gemächlicher angehen, mehr genießen. Man fängt an, wenn man das bereits nicht vorher getan hat, zu erkennen, was wesentlich im Leben ist. Jahrzehnte an Erfahrung, gute und schlechte Perioden machen es einem leichter, die Sinnfrage zu beantworten. War es wirklich so toll, Geld zu scheffeln, am obersten Punkt der Karriereleiter zu thronen und anderen Anweisungen zu erteilen? Oder waren andere Dinge wichtiger: Familie, Kinder, Freunde?

Die Konsequenzen eines sehr langen Lebens

Wenn alle Menschen unsterblich wären, sagen wir einmal, ein Methusalem-Alter erreichen würden und die Nachkommenschaft zwar langsamer, aber doch stetig weiter nachrückt – wie könnten dann alle ernährt werden? Kann der Lebensstandard aller jetzigen und künftigen Altersgruppen in unserer Gesellschaft noch erhalten werden? Wie viel Platz bliebe uns noch in einigen hundert Jahren? »Forever young« unter allen Umständen – egal wie? Mit neuem Herz und gereinigten Gefäßen, Hüftendoprothesen auf beiden Seiten – sicherheitshalber –, möglicherweise noch mit elektrischen Muskelstimulanzien in Arm und Bein und vollgepumpt mit Stammzellen? Wollen wir überhaupt diese Art von Lebensqualität? Will ich mich überhaupt mein Leben lang quälen – mit obskuren Diäten, Enthaltsamkeit und mühsamen Runden im Wald? Ist das wirklich mein Anliegen? Bietet sich nicht vielleicht die goldene Mitte als ein sinnvoller Weg an. Nur werde ich damit tatsächlich zu einem Langlebigen?

All diese Fragen sollte man sich vielleicht einmal stellen, bevor man die hundert und mehr anpeilt. Askese zu üben in unserer auf Spaß und Freude fokussierten Gesellschaft ist sicher nicht leicht. Bedenken sollte man auch, dass trotz aller Bemühungen der Zufall, Schicksal, Kismet, oder wie man es auch nennen mag, uns dahinraffen könnten. Es kann schnell gehen. Einmal kurz nicht aufgepasst, ein Mininickerchen am Steuer, eine kleine Unachtsamkeit – und schon ist es vorbei, die ganze Mühe umsonst, Schluss, aus.

Eine weitere Frage stellt sich noch. Wer wird in Zukunft von neuen Erkenntnissen und Methoden profitieren? Vielleicht wird mal alles möglich, daran glauben zumindest einige Forscher. Vielleicht wird es möglich sein, schon den Fetus so »zu designen«, dass er später ein Alter weit über hundert erreicht. Nur bleibt die Frage: Wer kommt in den Genuss dieser sicher teuren Methoden? Wäre es ethisch vertretbar, dass Reiche auch hier privilegiert werden? Geht es in Richtung einer neuen Zweiklassengesellschaft, den alten und den jungen Alten?

Eines sollte man noch bedenken. Viele ältere Menschen sehnen sich zwar vom körperlichen Aspekt her zurück in die Jugend, aber nicht vom geistigen. Wer sich ewige Jugend wünscht, dem entgeht möglicherweise auch das Glück späterer Jahre.

Die Evolution des Menschen auf genetisch-biologischer Ebene war ein sehr langsamer Prozess, der Hunderttausende von Jahren gedauert hat und seit etwa 50 000 bis 100 000 Jahren mehr oder minder stabil ist. Die kulturelle Entwicklung ging jedoch viel schneller vonstatten, zunächst messbar in Jahrtausenden, dann in Jahrhunderten und seit dem letzten Jahrhundert auch in Jahrzehnten. Dieser ultraschnelle kulturelle, aber auch technische Wandel trägt die Gefahr in sich, dass die deutlich langsamer laufende genetische Uhr nicht mitkommt. Die Jungen könnten zwar mithalten, aber für die Älteren bedeutete der schnelle Wandel eine gewisse Belastung.

Niemand wird jemals »forever young« sein, wenigstens nicht so lange wir, die wir diese Zeilen lesen, leben. Daher ist dieser Begriff mehr als unseriös. *Later old* wäre zwar marketingtechnisch nicht so spektakulär, aber eher im Rahmen des Möglichen.

Dabei spielt die Länge des Lebens nicht primär eine Rolle, sondern eher: Wie war das Leben, das ich hinter mir habe? Hatte es alles das, was ein erfülltes Leben ausmacht? Oder war es nur eine Aneinanderreihung von Tiefpunkten und unendlicher Langeweile? Das Leben besteht nicht nur aus Körperlichem, sondern auch aus Spirituellem. Außerdem sollte man bedenken, dass es für einen immer noch großen Anteil der Weltbevölkerung ein großes Geschenk wäre, so lange wie wir hier zu leben.

6 *Zeit ist relativ – nicht nur in der Physik*

Vom Standpunkte der Jugend aus gesehen,
ist das Leben eine unendlich lange Zukunft;
Vom Standpunkte des Alters aus
eine sehr kurze Vergangenheit.
Arthur Schopenhauer, Aphorismen zur Lebensweisheit

Schopenhauer (1788–1860) hat bereits vor mehr als 150 Jahren in seinen Aphorismen beschrieben, dass die subjektiv empfundene Zeit im Alter schneller zu vergehen scheint. Außerdem hat er (wenigstens für sich) richtig erkannt: »Je älter man wird, desto weniger machen die Dinge einem Eindruck, ... wie ein Kunstwerk, welches man tausendmal gesehen hat.«

Ein Charakteristikum des Alterns ist also das Gefühl, dass die Zeit schneller abläuft. Ältere sagen häufig, dass Weihnachten von Jahr zu Jahr schneller komme, Geburtstage wie im Flug vergingen und man das Gefühl habe, dass die Enkel im Zeitraffer heranwüchsen. Warum ist das so?

Die veränderte Zeitwahrnehmung scheint nach heutiger Ansicht ein Phänomen der Erinnerungen zu sein. Diese können unter besonderen Lebensbedingungen, aber auch zwischen Jung und Alt ihren temporären Charakter verändern. Wenn man mit Wissbegier und Interesse intensiv lebt, viel Aufregendes passiert, vergeht die Zeit langsamer, als wenn man in Langeweile sein Leben verbringt.

Menschen in extremen Situation, zum Beispiel bei Verkehrsunfällen, berichten häufig, dass die Zeit langsamer abgelaufen sei. Dieses Phänomen der Zeitdehnung unter lebensbedrohlichen Bedingungen wurde von einer Gruppe um David Eagleman aus Texas simuliert. Dabei mussten Freiwillige von einem etwa fünfzig Meter hohen Turm einunddreißig Meter hinunterspringen und landeten sicher in einem Netz. Während des Fluges wurde die subjektiv empfundene Zeit an speziellen Messgeräten am Handgelenk überprüft. Die Probanden schätzten in der Tat den Sturz als deutlich länger ein, als er gewesen war.

John Wearden von der britischen Keele University hat ebenfalls in einer ausgefallenen Versuchsanordnung die Veränderung des Zeitgefühls unter bestimmten Bedingungen untersucht. Seine Versuchspersonen schauten einen neunminütigen Ausschnitt des Action- und Katastrophenfilms *Armageddon* an, während eine Kontrollgruppe in einem anderen Raum nichtstuend wartete. Gleich nach dem Film beziehungsweise der Warteperiode befragten die Forscher die Testteilnehmer. Für die »*Armageddon*-Gruppe« verging die Zeit aufgrund des Vergnügungseffektes logischerweise schneller. Als die Forscher jedoch eine Zeit später noch einmal nachfragten, ergab sich ein anderes Bild. Die Kontrollgruppe schätzte in diesem Fall, die neun Minuten Wartezeit um etwa zehn Prozent kürzer ein als die Filmgucker. Phasen der Langeweile erscheinen in den Erinnerungen kürzer, vor allem wenn die Gedächtnisleistungen eingeschränkt sind, was bei älteren Menschen häufig der Fall ist. Intensive Vorgänge im Leben, die mit vielen Erinnerungen assoziiert werden, stuft man entsprechend als länger ein.

Die Zeit vergeht also dem Gefühl nach in den einzelnen Abschnitten des Lebens nicht gleichermaßen schnell. Das könnte man als die soziale, altersabhängige Komponente der Relativitätstheorie bezeichnen. In der Kindheit und Jugend verstreicht die Zeit langsam. Es wird viel Neues erlebt. Angst, Neugier und Spannung prägen das Bild, und somit entstehen auch eine Vielzahl an Erinnerungen. Stunden können wie eine Ewigkeit sein und Tage zu einer Qual werden, vor allem wenn man sich auf etwas besonders freut. »Wie viele Mal noch schlafen ...?«, lautet(e) ein typischer Spruch meiner Kinder. Als Kind kann man mit der Zeit auch mehr anfangen. Ständig ist etwas in Veränderung begriffen, von Tag zu Tag, Woche zu Woche, Monat zu Monat. Mit der ersten Uhr, dem Kalender im Kinderzimmer an der Wand bekommt alles seine Ordnung, die kindliche Ewigkeit fängt an, sich allmählich zu verabschieden.

Im Gegensatz zum abwechslungsreichen Leben in der Jugend ist das Leben im Alter häufig beschränkt. Ein Tag gleicht dem anderen. Vieles hat man schon erlebt, so dass dementsprechend auch weniger Erinnerungen entstehen. Die starre Zukunft und eine langweilige Vergangenheit prägen daher das Leben vieler älterer Menschen. So vergeht ein Jahr nach dem anderen, und sie haben daher den Eindruck der dahinfliegenden Zeit.

Der Mensch lebt in Erinnerungen. Und wenn man einen Betagten fragt, was aus seinem Leben hängengeblieben ist, erzählt er vor allem von seinem ersten Lebensabschnitt, von der »guten alten Zeit«. Warum so wenig über den zweiten Abschnitt? Der Grund besteht darin, dass der zweite Abschnitt geprägt ist von Eintönigkeit – ohne größere Höhen, unter Umständen verbunden mit sehr tiefen, unangenehmen Phasen, an die man sich eher ungern erinnert. Vieles verblasst und gerät in Vergessenheit, wie ein Puzzle, dessen zentrale Teile sich abnützen und verlorengehen.

Die Vergangenheit dient dem alten Menschen auch häufig als Alibi für seine Unzufriedenheit und den Frust. Viele Menschen geben außerdem die Schuld an ihrer Glücklosigkeit oder ihrem unbefriedigenden Leben dem Umstand, dass sie wenig Zeit hatten, alles zu verwirklichen. Ein Klassiker ist der Spruch: »Wenn ich doch mehr Zeit gehabt hätte ...« Man sollte allerdings bedenken: Wenn man wirklich viel Zeit für alles hätte, dann würden die Dinge, die einem wichtig sind und die man gerne machen würde, nicht mehr unter den Druck fallen, dass man sie machen muss, und dann wären sie vermutlich ebenso wenig realisiert worden. Denn auch ein paar Jahre mehr bringen jemandem nichts, der zuvor nicht wusste, was er mit seinem Leben anfangen soll.

Um einem möglichen tristen Dasein im Alter vorzubeugen, sollte man sein Alter und das Altern im zweiten Lebensabschnitt gut planen und sich schöne, erinnerungswürdige Ziele setzen. Außerdem gilt es, besonders im Alter zu versuchen, die Augenblicke zu genießen, sie aufzusaugen und zu verinnerlichen. Die älteren Menschen sollten bestrebt sein, ihr Depot an Erinnerungen aufzuladen, neue Puzzles zu generieren, aus denen sie noch zehren und sich erfreuen können.

Eugène Ionesco soll im Alter gesagt haben: »Ich bin in einem Alter, da ... eine Stunde nur wenige Minuten dauert und da man Viertelstunden gar nicht einmal mehr wahrnimmt.« (Zitiert aus Simone de Beauvoir, *Das Alter*) Um dieser temporalen Kompression zu entkommen, sollte der ältere Mensch sein Leben abwechslungsreich gestalten. Kurse, Vorträge, Ausstellungen und vor allem Reisen bieten sich an. Eine Woche einer schönen Reise ist so viel wert wie manchmal Monate des Alltags. Reisen füllen die Speicher mit frischen Erinnerungen.

7 Das Bild des Älteren in der Gesellschaft

In der Literatur und im Theater wird der alte Mensch in verschiedener Hinsicht beschrieben beziehungsweise dargestellt. Der eine Typus ist der alte, hilflose Gebrechliche, der, von Krankheiten geplagt, eingewickelt in eine Decke, mehr oder minder dahinsiecht. Der zweite Typus ist der witzelsüchtige, vergessliche ältere Mann, der den Mund nicht zukriegt und ständig wie wild in der Gegend herumfuchtelt. Letzteren findet man fast ausschließlich in älteren Komödien. In der Novellensammlung *Das Dekameron* des italienischen Dichters Giovanni Boccaccio (1313–1375) ergötzt sich der Autor an den Schwächen älterer Menschen. Er mokiert sich etwa über den siegreichen König Karl, der sich als alter Mann in ein junges Mädchen verliebt, sich aber seiner törichten Leidenschaft schämt und sie und ihre Schwester mit würdigen Männern vermählt.

Heutzutage haben ältere Männer viel weniger Hemmungen, sich mit zwanzig bis dreißig Jahre Jüngeren abzugeben. Ob das der richtige Weg ist, das Alter zu kurieren, sei dahingestellt.

Runzeln, Schwäche, krankhafte Gelenke und weißes Haar wurden früher häufig in der Literatur verwendet, um den älteren Menschen zu beschreiben. Dabei wurden soziale und emotionale Verluste übertrieben in den Vordergrund gestellt. Die üblichen Metaphern für das Altern waren: Sonnenuntergang, Winter, Trockenheit und ausgehende Feuer.

Nicht nur in der Literatur, auch in der Malerei wurde der alte Mensch lange Zeit häufig negativ dargestellt. In dem »Porträt eines alten Mannes und jungen Burschen« von Domenico Ghirlandaio (1449–1494), das im Louvre in Paris hängt, blickt der Ältere, dessen Gesicht durch eine Knollennase verunstaltet ist, nachdenklich und scheinbar wehmütig zum makellos dargestellten Jüngeren. Goya (1746–1828) war im Alter einsam und taub, und einige seiner Bilder zeigen seine eigenen Ängste. Das Bild »Zwei Alte beim Essen« zum Beispiel zeigt zahnlose, heruntergekommene Menschen. Das Bild ist farblos und furchterregend, ein wenig wirkt es unheimlich.

Etwa bis zum Anfang des 19. Jahrhunderts wurde der ältere Mensch eher despektierlich und frostig dargestellt, assoziiert mit weißen Haaren, Winter, Kälte oder Dämmerung. Seit etwa zweihundert Jahren wird das Alter nicht mehr lächerlich gemacht und als defizitär beschrieben, sondern Betagte werden häufig als weise und ausgeglichen gezeichnet, als Menschen, die alle Höhen und Tiefen, gute und weniger gute Erfahrungen durchgemacht haben und jetzt im Alter von ihren Erlebnissen und schöpferischen Gaben profitieren können. Der berühmte Schriftsteller Victor Hugo (1802–1885) zum Beispiel hat in seinem Gedicht »Der schlafende Boas« das Alter eindrucksvoll dargestellt (zitiert aus Simone de Beauvoir, *Das Alter*):

»Sein Bart war silbern
wie ein Bach im April (…)
denn der junge Mann ist schön,
doch der Greis ist groß
(…) und man sieht Feuer
in den Augen der Jungen,
Doch im Aug' des Greises sieht man Licht.

Interessant ist in diesem Zusammenhang jedoch die Tatsache, dass mit Weisheit fast ausschließlich nur ältere Männer assoziiert sind. Die Figur der alten »weisen« Frau existiert fast gar nicht in der Literatur der letzten Jahrhunderte. Der Hauptgrund wird sein, dass Frauen in unserer Gesellschaft normalerweise mit anderen Attributen assoziiert werden. Das Hausfrauen- und Mutterdasein hat das Bild der Frau einfach über lange Zeit geprägt und somit auch andere Blickweisen verhindert. Da sich jedoch das traditionelle Rollenbild in der jüngsten Zeit in Auflösung befindet, wird möglicherweise in der nahen Zukunft auch von alten »weisen« Frauen die Rede sein.

Obwohl das Altern in der Kunst und Literatur inzwischen mit Weisheit und Wissen assoziiert ist, kann das Gesamtbild, das Junge von älteren Menschen haben, in der heutigen Gesellschaft nicht gerade als positiv bezeichnet werden. Es ist laut Wolfgang U. Eckart aus Heidelberg im wesentlichen geprägt von Abhängigkeit, Hilfsbedürftigkeit und Vereinsamung. Zusätzlich wird das Altern auch verknüpft mit der Abnahme intellektueller Fähigkeiten, so dass die Älteren erst gar nicht ernstgenommen werden. Ältere Menschen waren immer schon Objekt von Vorurteilen durch Jüngere. Das Problem dabei ist, dass Jüngere auch einmal älter werden. Irgendwann werden sie auch dazugehören, das ist ein unüberwindbares Gesetz. Daher sollte man die Alten nicht als eine nichtige Gruppe sehen, die man ablehnt, sondern eher als ein Spiegelbild seiner selbst.

Ein großes Problem ist, dass das Bild, das andere von einem haben, das Selbstbild und das eigene Erleben in höchstem Maße beeinflussen. Aus diesem Grund ist es die Verantwortung der jüngeren Generation, den Älteren Mut zu machen, sie als gleichwertige Partner zu sehen und nicht als eine Last. Das, was Menschen jeglicher Abstammung und Altersgruppe zu Grunde richtet, ist die Verachtung. Mit Verachtung und Diskriminierung kann man eine enorme Kraft zerstören. Es gilt, den alten Menschen anzuspornen, zu motivieren, damit er seine Erfahrungen an die jüngere Generation weitergeben kann. Vor allem dann sieht der ältere Mensch auch einen Sinn in seinem Leben.

Heute und vor allem in der Zukunft sollte jedoch nicht nur der Leitsatz gelten: »Wie kann die Gesellschaft die Senioren unterstützen?« Die Senioren müssen so angespornt werden, dass sie von sich aus die umgekehrte Frage stellen: »Wie können wir die Gesellschaft unterstützen?« Generationskonflikte sollten der Vergangenheit angehören, ein Miteinander und nicht ein Gegeneinander ist gefragt.

Es gibt zwei häufige Fehlschlüsse, die mit dem Altern und den alten Menschen in Zusammenhang gebracht werden:

1 Das Alter ist gleich, und alle Alten sind gleich. Dies ist ein absoluter Fehlschluss. Das Alter weist eine größere Heterogenität auf als die Jahre der Jugend, wo insbesondere Denkweisen und körperliche Möglichkeiten, aber auch Hobbys und Interessen ähnlicher sind.
2 Im Alter kann man nicht mehr lernen beziehungsweise ist es sinnlos, neue Studien aufzunehmen. Auch das stimmt nicht, ganz im Gegenteil. Gerade der ältere Mensch sollte und will etwas dazulernen, und dieses Potential muss man fördern.

8 *Die Pyramide steht auf dem Kopf – die Gesellschaft 2050*

Die Weltbevölkerung ist in den letzten Jahrhunderten fast in einer exponentiellen Art gewachsen. Vom Anfang der Zeit bis 1927 dauerte es, bis zwei Milliarden Menschen den Erdball bevölkerten. Bis 1977 kam es dann zu einer Verdoppelung der Bevölkerung. Und gerade einmal fünfundzwanzig weitere Jahre hat es dann gedauert, bis die nächsten zwei Milliarden dazukamen. Dabei gab es jedoch erhebliche Unterschiede zwischen den Kontinenten. Während zum Beispiel in Afrika die Bevölkerungsexplosion langsam verlief, ging sie in Nordamerika und Europa schnell voran.

Europa ist der älteste Kontinent im demographischen Sinn. Es hat mit etwa derzeit achtunddreißig bis vierzig Jahren das höchste Durchschnittsalter und über zwanzig Prozent der Bevölkerung sind älter als sechzig Jahre. Bis 2050 wird dieser Anteil auf über dreißig Prozent anwachsen. Heute leben in Deutschland etwa 10 000 Hundertjährige. 2050 wird sich dieser Anteil verzehnfacht haben und das bei einer reduzierten Bevölkerung. In Österreich werden es 2050 über 10 000 sein. Die Gruppe der Hochbetagten oder Langlebigen ist die Gruppe, die in den nächsten Jahrzehnten am meisten wachsen wird.

Europa ist nicht nur von der Population gesehen der älteste Kontinent, Europa wird auch noch älter. Die mittlere Lebenserwartung beträgt derzeit in Westeuropa etwa 82 Jahre für Frauen und 75 Jahre für Männer. Um die Jahrhundertwende ins 20. Jahrhundert betrug sie noch etwa 45 Jahre. Im Jahre 2050 soll sie auf 87 Jahre für Frauen und 81 Jahre für Männer steigen. Die klassische Bevölkerungspyramide wird daher an ihrer

Spitze immer breiter, weil immer mehr Menschen älter werden. Möglicherweise verschiebt sie sich auch ein wenig nach oben unter der Voraussetzung einer erhöhten Lebenserwartung von maximal hundert bis hundertzwanzig Jahren. Der älteste Mensch war die Französin Jeanne Calment, die im Alter von 122½ Jahren 1997 in Arles gestorben ist. Das Verhältnis der Generationen hat sich auch geändert. Betrug das Verhältnis der Fünfundsiebzigjährigen zu Jüngeren um 1900 etwa eins zu achtzig, so liegt es heute bereits eins zu zwölf und wird weiter schrumpfen.

Im 20. Jahrhundert dominierte, wie bereits erwähnt, das Bevölkerungswachstum, wohingegen das 21. Jahrhundert ein Jahrhundert des demographischen Alterns sein wird. Aus der Sicht der Bevölkerungswissenschaft ist die Veränderung von Zusammensetzung und Größe einer Bevölkerung das Resultat vom Verhältnis der Geburten (Fertilität), Sterbefälle (Mortalität) und Zu- und Abwanderung (Migration). Der Rückgang der durchschnittlichen Kinderanzahl pro Frau steht hier an erster Stelle für diese Veränderung, gefolgt von einer steigenden Lebenserwartung. Gesellschaften mit einer hohen Geburtenrate weisen prozentual meist einen geringeren Anteil an alten Menschen auf und umgekehrt. Die Geburtenrate pro Frau in Deutschland liegt seit einigen Jahren relativ stabil bei etwa eins zu 1,3 bis 1,4. Da die demographische Alterung vor allem eine Folge niedriger Fertilität darstellt, ist sie derzeit noch ein Problem der entwickelten Welt. Weltweit ist daher die Bevölkerung bisher kaum gealtert. Aber laut Prognosen der Vereinten Nationen kommt es auch in den Entwicklungsländern bis zum Jahre 2050 zu einer deutlichen Vermehrung der über Sechzigjährigen.

Mit der demographischen Alterung kommen verschiedene Probleme auf die Gesellschaft zu, etwa eine verminderte Erwerbstätigkeit und damit insgesamt eine geringere wirtschaftliche Performance sowie eine höhere finanzielle Belastung aufgrund von Pflegeaufkommen und medizinischer Versorgung. Eine zentrale Frage, die man sich stellen könnte, ist: Wie viele (Alters-)Jahre sind für uns noch machbar? Vor allem wird man sich die Frage stellen, wenn das Verhältnis von Erwerbstätigen zu Nicht-(mehr)-Erwerbstätigen ständig abnimmt und man gleichzeitig das Problem von Alterserkrankungen, vor allem der Demenz, nicht in den Griff bekommt. Patienten mit schweren Demenzerkrankungen stellen eine enorme Belastung für die Gesellschaft dar, sei es aus finanzieller Hinsicht oder aus psychologischer und körperlicher Hinsicht. Das alles kann zu einer Explosion der Kosten für Pflege und Gesundheit führen.

Die Sicherung der Lebensqualität und medizinischen Versorgung im Alter wird daher eine Herausforderung in diesem Jahrhundert, nicht nur in der westlichen Welt. Entscheidend ist jedoch nicht nur der Anstieg der Lebenserwartung, sondern vor allem der Anstieg der behinderungsfreien Lebensjahre. Hier trägt die Medizin – und vor allem die vorbeugende Medizin – eine besondere Verantwortung. Sie soll dem Entstehen von chronischen Krankheiten vorbeugen, die Menschen zur gesunden Lebensführung animieren und somit die Selbständigkeit bis ins hohe Alter gewährleisten. Zentrale Aufgabe ist es daher jetzt schon, vorsorgend einzugreifen, um fitte und vitale Betagte und Hochbetagte »heranzuziehen«. Nur so können der ökonomische und soziale Erhalt der Gesellschaft und ein menschenwürdiges Dasein gewährleistet werden.

II Theorien des Alterns

Obwohl Dutzende Theorien existieren, hat die Wissenschaft noch keine allgemeingültige Erklärung für das Altern gefunden. Akzeptiert wird, dass das Altern ein körpereigener, genetisch und evolutionär bedingter Mechanismus ist, der dazu da ist, das Überleben unserer Spezies zu sichern. So gesehen ist die Phase der Reproduktion bis zum maximal fünfzigsten Lebensjahr die wichtigste Zeit in unserem Leben. Danach, so könnte man spekulieren, wird der Mensch nicht mehr gebraucht. Jedoch hat sich unsere Welt geändert. Heutzutage werden ältere Menschen nicht nur als erfahrene Mitarbeiter geschätzt, sondern auch als Familienmitglieder, die ihr Wissen und ihre Erfahrungen an die jüngere Generation weitergeben.

Grundsätzlich kann man die Alterungstheorien in zwei Bereiche einteilen. Altern ist vorbestimmt, und Altern ist das Resultat von externen und internen Schädigungen. Der erste Bereich bezieht sich darauf, dass von der Befruchtung des Eis mit dem Spermium bis zum Tod alles programmiert ist. Ein übergeordnetes Zentrum (»die biologische Uhr«) bestimmt in diesem Fall unsere Lebensspanne und die (Alters-)Veränderungen, die während des Lebens auftreten. Der zweite Bereich bezieht sich auf ständige Schädigungen der Zellen durch Umwelteinflüsse, freie Radikale oder sonstige schädigende Substanzen. Hierauf werde ich in Kapitel 13 näher eingehen.

Fünf der bekanntesten und anerkanntesten Theorien werde ich in den folgenden Kapiteln erläutern.

9 *Altern als genetischer Prozess*

Diese Theorie geht davon aus, dass einige (Alters- oder Langlebigkeits-)Gene sowohl den Alterungsprozess als auch die Lebensspanne regulieren. Gestützt wird die Theorie einerseits durch Versuche an Mäusen sowie an Modellorganismen wie der Fruchtfliege, dem Fadenwurm und der Bierhefe. Bei diesen Organismen wurden Gene identifiziert, die den Alterungsprozess steuern. Ferner ist aus vielen Beobachtungen bekannt, dass die Angehörigen bestimmter Familien ein hohes Alter erreichen, während das in anderen Familien nicht der Fall ist. Auch Studien bei Zwillingen weisen auf eine Rolle der Gene beim Alterungsprozess hin. Außerdem haben verschiedene Spezies eine unterschiedliche maximale Lebensspanne, die genetisch mitbestimmt wird. Überdies konnten zahlreiche Studien zeigen, dass Hundertjährige relativ häufiger ein günstigeres genetisches Profil aufweisen, das zum Beispiel vor Arteriosklerose (Arterienverkalkung) und Alzheimer-Erkrankung schützt. Schließlich ist seit den Sechzigerjahren des letzten Jahrhunderts bekannt, dass Zellen von vielzelligen Organismen eine begrenzte Teilungsfähigkeit besitzen. Nach etwa fünfzig Teilungen in der Gewebekultur ist Schluss. Dieses Limit wird auch Hayflick-Limit genannt und wird in Kapitel 15 ausführlicher vorgestellt. Dieses Teilungslimit wird auf der Genebene bestimmt.

Studien an Modellorganismen

Um genauer und wissenschaftlich fundiert den (genetisch bestimmten) Alterungsprozess untersuchen zu können, bedient man sich in der Wissenschaft häufig unterschiedlicher Organismen, die unter kontrollierten Bedingungen verschiedenen Einflüssen ausgesetzt werden, beispielsweise einer energiereduzierten Kost, vor allem aber genetischen Veränderungen. Die wesentlichen Erkenntnisse, die durch Experimente an diesen so genannten Modellorganismen erzielt werden können, werden durch die Untersuchung der Interaktion zwischen Erbgut, Bildung von Proteinen und ihrer Wirkungen auf die Lebensspanne von Organismen gewonnen. Dabei können Gene nicht nur inaktiviert, sondern auch Mutationen von Genen auf die Lebensdauer überprüft werden. Es sind daher vor allem Organismen geeignet, die ein einfaches Genom sowie eine relativ kurze Folge an Generationen besitzen. Daneben sollte ihre Haltung unter Laborbedingungen auch relativ anspruchslos sein.

Ein häufig verwendeter Modellorganismus, der diese Eigenschaften besitzt, ist die Bierhefe, *Saccharomyces cerevisiae*, ein einzelliger Hefepilz. Zu den höher organisierten Modellorganismen gehören der Fadenwurm *Caenorhabditis elegans* (unter Altersforschern auch »der Wurm« genannt) sowie die Fruchtfliege *Drosophila melanogaster*. Als Repräsentanten der Säugetiere werden vor allem Mäuse und Ratten verwendet.

Der Fadenwurm *C. elegans* ist ein Zwitter, der Spermien und Eizellen bildet und sich anschließend durch Selbstbefruchtung fortpflanzt. In den Sechzigerjahren des 20. Jahrhunderts wurde er durch den Biologen Sydney Brenner (Nobelpreis für Physiologie oder Medizin 2002, zusammen mit H. Robert Horvitz und John E. Sulston) in die Wissenschaft als Beobachtungsobjekt beziehungsweise Modellorganismus eingeführt. Die einfache Handhabung der Tiere auf Agarplatten mit Bakterien als Nahrung und seine entwicklungsbiologischen Eigenschaften wie einfache Strukturbildung und Durchsichtigkeit haben seinen Siegeszug im Labor begünstigt. Der Wurm hat eine mittlere Lebensdauer von etwa achtzehn bis zwanzig Tagen. Im Rahmen des Alterungsprozesses reichert er Lipofuscin, welches für die Entstehung der Altersflecken verantwortlich gemacht wird, und veränderte Eiweißmoleküle an. Unter besonderen Züchtungsbedingungen, etwa einer energiereduzierten Kost, aktiviert der Wurm ein alternatives Genprogramm, das unter anderem eine Verlängerung seiner Lebensdauer bewirkt. Vor allem Mutationen oder Polymorphismen (Genvarianten) in der Informationsübermittlung von Insulin und dem Wachstumsfaktor IGF-1, aber auch der »Altersgene« daf-2 und age-1 bewirken eine deutliche Lebensverlängerung des Wurms.

Neben dem »Wurm« können auch bei der Fruchtfliege bestimmte (genetische) Maßnahmen lebensverlängernd sein. Zum Beispiel kann durch eine gesteigerte Bildung der Enzyme Superoxiddismutase und Katalase, die bei der Abwehr von freien Radikalen beteiligt sind, die Lebensspanne der Fliege verlängert werden.

Genetisch bestimmtes Altern kann auch in einem anderen Modellorganismus, dem Pilz *Podospora anserina*, beobachtet werden. Der genetisch unveränderte »Original«-Wildtyp lebt fünfundzwanzig Tage. Wenn aber in das Erbgut des Pilzes zwei Mutationen eingekreuzt werden, wird der Pilz unsterblich, weil er – ähnlich wie bei Krebszellen – die Eigenschaft bekommt, sich unaufhörlich zu teilen. Diese zwei Gene werden aus noch unerklärlichen Gründen wie eine biologische Uhr nach fünfundzwanzig Tagen aktiviert und bewirken den Zerfall der Mitochondrien, die für die Energieproduktion verantwortlich sind. Werden die beiden Gene ausgeschaltet, fällt diese Wirkung weg, und der Pilz bekommt die Möglichkeit, unendlich zu leben.

Beobachtungsstudien und genetische Syndrome

Eine weitere Option, genetische Einflüsse auf den Alterungsprozess zu untersuchen, sind Beobachtungsstudien von Eltern und ihren Nachkommen über verschiedene Generationen (in einer Fortpflanzungsreihe). Dabei zeigte sich, dass der genetische Einfluss auf die Lebenserwartung maximal nur etwa dreißig Prozent zu betragen scheint. Interessant ist in diesem Kontext auch, dass die Lebenserwartung der Kindergeneration scheinbar in stärkerem Maße von jener der Mutter als von der des Vaters abhängt. Dies wurde in einer skandinavischen Studie, in der Daten über einen Zeitraum von über dreihundert Jahren analysiert wurden, beschrieben.

Ein weiterer Beleg für die genetische Theorie sind die sehr selten vorkommenden vorzeitigen Alterungssyndrome. Bei der Krankheit »Hutchinson-Gilford-Progeria-Syndrom« (Erstbeschreibung 1886) zum Beispiel treten die Alterungssymptome bereits ab dem ersten Lebensjahr auf. Bei dieser genetischen Erkrankung zeigen die Kinder Wachstumsstörungen, Veränderungen der Extremitäten und der Haut und haben das Aussehen eines alten Menschen. Die Lebenserwartung ist kurz.

DNA und Langlebigkeitsgene

Die DNA stellt einen Code für die Bildung von Eiweißmolekülen dar. Die einzelnen Abschnitte, die die Informationen für bestimmte Proteine enthalten, nennt man Gene. Über etwa 25 000 Gene verfügt der Mensch. Da die DNA ständig schädigenden Einflüssen über Strahlung, freie Radikale, kanzerogenen Substanzen und Gifte ausgesetzt ist, muss sie über gute Reparaturmechanismen verfügen. Eine verringerte Stabilität der DNA beziehungsweise ineffiziente Reparaturmechanismen sind eine Ursache für das zelluläre Altern. Eine Vielzahl an Genen wurde in den letzten Jahren identifiziert, die direkt oder indirekt mit dem Altern zu tun haben. Diese Gene können prinzipiell in fünf Gruppen unterteilt werden:

1. Gene, die an der Steuerung des Energieverbrauchs beteiligt sind; dabei sind vor allem die interessant, die für die Wirkung von Insulin und dem Wachstumsfaktor IGF-1 wichtig sind;
2. Gene, die an der Kontrolle der Zellteilung sowie Organentwicklung beteiligt sind;
3. Gene, die zur Bildung antioxidativer Stoffe beitragen (über den Einfluss von freien Radikalen beziehungsweise oxidativem Stress auf den Alterungsprozess werde ich in Kapitel 11 eingehen);
4. Gene, die die Erbsubstanz beeinflussen (Reparaturgene, Tumorsuppressorgene);
5. Gene, die verschiedene Teile des Immunsystems beeinflussen.

Das Sir2-Gen (Sir2 ist auch bekannt unter SIRT1 oder sirtuin 1) war in letzter Zeit besonders im Fokus der Altersforscher. Eine Mutation des Sir2-Gens verkürzt das Leben von Modellorganismen, wohingegen eine vermehrte Aktivität deren Leben verlängert. Die Proteine, die von Sir2 codiert werden, nennt man Sirtuine. Stress, etwa durch Nahrungsdeprivation, führt zu einer vermehrten Bildung der Sirtuine. Sirtuine wurden in allen Lebewesen von Bakterien bis hin zu Säugetieren gefunden. Das erste Sirtuin wurde Anfang der Neunzigerjahre entdeckt, als man zeigen konnte, dass eine Steigerung der Aktivität des Hefesirtuins, Sir2, die Lebensdauer der Hefe verlängert. Sir2 steht für die englische Bezeichnung »silent information regulator two«. Es sorgt für die Stilllegung bestimmter Bereiche auf der Erbsubstanz durch die Deacetylierung von Histonen. Histone sind Eiweißmoleküle, die für die Verpackung der DNA wichtig sind, damit sozusagen das Erbgut auf kleinstem Raum gehalten werden kann. Aber sie können auch die Aktivität von Genen beeinflussen (siehe Kapitel 47 über Epigenetik). Deacetylierung bedeutet, dass die Acetylgruppe $-CO-CH_3$ vom Histon entfernt wird. Diese Dämpfung der Aktivität bestimmter Bereiche des Erbgutes scheint für den lebensverlängernden Effekt des Sir2 essentiell zu sein.

Sirtuine sind im Säugergenom durch eine Familie an Genen repräsentiert, die für verschiedene Sirtuinmoleküle codiert. Die meisten Sirtuine besitzen dabei eine enzymatische Deacetylaseaktivität. Sirtuine können aber auch die Aktivität von Coenzymen, die die Enyzme in ihrer Tätigkeit unterstützen, beeinflussen. Dies scheint ein wichtiger Mechanismus zu sein, der erklärt, warum eine energiereduzierte Kost das Leben verlängern kann (siehe Kapitel 34).

Eines der ersten Gene, die beim Menschen mit dem Altern in Verbindung gebracht wurden, war das Gen Apo-E, was für Apolipoprotein E steht. Wie bereits erwähnt, werden aus dem Code der Gene Eiweißmoleküle wie zum Beispiel Enzyme, Hormone, aber auch Zellbestandteile gebildet. Apo-E kommt in drei verschiedenen Ausprägungen (Allele) – Apo-2, 3 oder 4 – vor, so dass auch drei geringfügig unterschiedliche Eiweißmoleküle gebildet werden. Obwohl diese Eiweißmoleküle ähnlich aufgebaut sind, können sie doch das Risiko für Erkrankungen entweder erhöhen oder vermindern. Interessant ist dabei vor allem das Apo-E4, dem die Eigenschaft fehlt, sich an das sogenannte Tau-Protein zu binden. Dadurch können sich leichter sogenannte neurofibrilläre (aus bestimmten Proteinen bestehende) Plaqueablagerungen, die ein Charakteristikum der Alzheimer-

Erkrankung sind, entwickeln. Daher weisen Genträger des Apo-E4 im Vergleich zu Trägern von Apo-E2 ein deutlich höheres Risiko auf, an Alzheimer zu erkranken auf.

Interessant ist dabei auch die Beobachtung, dass bei Hundertjährigen das Apo-E4-Merkmal deutlich seltener auftritt. Hundertjährige weisen außerdem relativ häufig eine normale Insulinwirkung und geringe IGF-1-Spiegel auf. Diese beiden Hormone werden ebenfalls mit dem Alterungsprozess in Verbindung gebracht. Das FOXO3A-Gen zum Beispiel (FOXO steht für »Forkhead box O«) codiert ein wichtiges Molekül der Insulin/IGF-1-Signalübermittlung. Eine Variation in diesem Gen findet sich relativ oft bei Hundertjährigen, wie Studien bei Amerikanern japanischer Abstammung und Deutschen gezeigt haben.

Genreparatur und Apoptose

Die Erneuerung von Proteinen und Membranen, aber auch die Reparatur der DNA stellen einen wichtigen zellulären Schutzmechanismus dar. Proteine werden, nachdem sie ihre Funktion erfüllt haben, abgebaut. Proteine, die einen Schaden aufweisen, werden dabei verständlicherweise bevorzugt. Beim Altern steigt der Anteil geschädigter Proteine an. Das begünstigt eine vermehrte Bildung von Lipofuszin, dem Alterspigment. Dieses reichert sich in den Zellen an, hemmt dort zum Beispiel die Erneuerung von Proteinen und trägt damit zum Altern der Zelle bei.

Wie bereits erwähnt, werden Schäden an der DNA zum Großteil repariert. Funktioniert dies nicht, kann der Alterungsprozess deutlich beschleunigt werden. Solche kausalen Zusammenhänge werden heutzutage vor allem in Knockout-Versuchen an Mäusen, bei denen verschiedene Gene experimentell ausgeschaltet werden, untersucht. Mäuse zum Beispiel, bei denen das DNA-

Reparaturgen experimentell zerstört wurde, zeigen deutlich beschleunigte Alterungsprozesse. Molekulare Schäden an der DNA oder den Proteinen können zu einer Einschränkung der Zellfunktion führen. Außerdem können Zellen mit Mutationen an der Erbsubstanz ungünstige Eigenschaften bekommen, zum Beispiel unbegrenzte Teilungsfähigkeit, ein Phänomen, das normalerweise nur bei Krebszellen beobachtet wird.

Aus diesem Grund müssen stark geschädigte, entartete Zellen, bei denen die Schäden an der Erbsubstanz die Reparaturkapazität übersteigen, eliminiert werden. Dies geschieht normalerweise durch einen zelleigenen Mechanismus, der sogenannten Apoptose, was so viel bedeutet wie »programmierter Zelltod«. Dabei ist das tumorunterdrückende Protein p53 von besonderer Bedeutung. Dieses erkennt DNA-Schäden und initiiert, wenn notwendig, den Abbau der Zelle durch spezifische proteinabbauende Enzyme. Im Unterschied zu anderen externen Mechanismen, die zum Absterben der Zelle führen, beispielsweise Sauerstoffmangel oder lokale Entzündungsprozesse, wird die Apoptose von innen heraus ausgelöst. Apoptose ist ein besonders wichtiger Schutzmechanismus gegen Krebs, andererseits aber kann eine vermehrte Apoptose auch das Altern beschleunigen. Eine Zelle zum Beispiel, die eine Mutation des p53-Gens aufweist, könnte theoretisch ewig leben.

Von der Apoptose abzugrenzen ist der Begriff der Seneszenz. Seneszente Zellen haben zwar ihre Teilungsfähigkeit aufgrund einer ständigen Belastung durch diverse Stressoren verloren, sind aber noch langdauernd lebensfähig. Dabei altern sie jedoch.

Zusammenfassend: Ist Unendlichkeit durch Ausschaltung von lebensbegrenzenden Genen beim Menschen möglich? Die Antwort ist derzeit vor allem aus zwei Gründen nein und wird es auch in nächster Zukunft (sehr wahrscheinlich) bleiben. Zwar sind erstens bereits einige Langlebigkeitsgene aus Modellorganismen bekannt, jedoch sind wir noch weit davon entfernt, alle lebensbegrenzenden und -verlängernden Gene beim Menschen identifiziert zu haben. Zweitens spielen Gene zwar eine wichtige Rolle beim Altern, sie sind aber nicht die alleinige Ursache für den Alterungsprozess. Was eher denkbar sein könnte, ist, dass durch Identifizieren von Genen, die mit einem erhöhten Risiko für Krankheiten einhergehen, vorbeugende Maßnahmen ergriffen werden können. Zu diesem Zweck müsste aber ein umfangreiches Genscreening durchgeführt werden. Ob ein solches Screening ethisch vertretbar ist, muss jeder für sich entscheiden.

10 *Die Telomer-Verlusttheorie*

Zu einer Gentheorie des Alterns zählt auch der Einfluss der Telomere. Telomere sind die Enden der DNA-Stränge. Die Telomer-Verlusttheorie geht davon aus, dass die Anzahl der möglichen Teilungen von Zellen im Körper begrenzt ist. Bei jeder Zellteilung trennen sich die DNA-Stränge in den Chromosomen der Zelle und verdoppeln sich. Die Enzyme (»Beschleuniger«), die für diese Verdoppelung zuständig sind, lassen aufgrund ihrer chemischen Struktur am Ende der DNA-Stränge bei jeder Zellteilung ein Stück weg. Die Theorie besagt, dass die Zelle zunächst einmal keinen Schaden nimmt, da die Telomere keine Erbinformation für die Bildung von Proteinen enthalten. Telomere haben prinzipiell eine stabilisierende und schützende

Funktion auf die DNA. Sind sie jedoch irgendwann einmal aufgebraucht, werden zunehmend die Gene gekappt, und es kommt zu Funktionsstörungen der Zelle, die in weiterer Folge zum Zelltod führen. Die meisten menschlichen Gewebe und Organe zeigen mit dem Alter eine deutliche Verkürzung der Telomere. Hiervon ausgenommen sind neben den Stammzellen und Keimzellen das Gehirn und der Herzmuskel. Daneben kann es bei bestimmten Erkrankungen wie Aids und Alzheimer zu einer beschleunigten Verkürzung der Telomere kommen.

Bei jeder Zellteilung geht also ein Stückchen dieser Sicherheitskappe verloren. Wenn die Telomere aufgebraucht sind, sterben dann die Zellen ab. Dabei stellt sich die Frage, welche Zeitspanne für die Telomere vorgesehen ist. Daraus könnte die Lebensspanne für den Menschen geschätzt werden. Für die Telomer-Verlusttheorie spricht zum Beispiel eine amerikanische Studie, in der Blutproben von 143 Menschen analysiert wurden. Dabei zeigte sich, dass Personen mit einer geringeren Telomer-Länge auch eine höhere Sterblichkeitsrate beziehungsweise ein geringeres Lebensalter aufwiesen – Männern um rund vier Jahre und Frauen um rund 4,8 Jahre.

Warum werden die Telomere immer kürzer? Welchen Sinn hat das? Neben evolutionären Überlegungen hat es vor allem den Sinn, dass es die Zelle vor Entartung schützt. Zellen, die sich dieser Kontrolle entziehen und ungebremst teilen, weisen ein erhöhtes Risiko für Mutationen auf. Diese wiederum können ein unkontrolliertes Krebswachstum begünstigen. In Keimbahnzellen und in Krebszellen verhindert das Enzym Telomerase, dass die Telomere verkürzt werden. Diese Entdeckung wurde zunächst euphorisch gefeiert, weil damit die Hoffnung aufkeimte, dass man ein hervorragendes Anti-Aging-Mittel gefunden haben könnte. Mittlerweile ist man vorsichtiger mit den

Aussagen geworden. Es wurde nämlich beobachtet, dass eine unkontrollierte Aktivität des Enzyms zur Tumorentstehung beitragen kann.

Interessant ist, dass Frauen über längere Telomere als Männer verfügen. Das könnte ein Grund für die längere Lebensdauer von Frauen sein. Außerdem kann biochemisch bedingter Stress – wie vor allem eine vermehrte Radikalbildung oder ein schlechter antioxidativer Schutz, zum Beispiel Vitaminmangel – eine beschleunigte Verkürzung der Telomere bewirken.

II Die Freie-Radikal-Theorie des Alterns

Diese 1956 erstmalig von Dr. Denham Harman entwickelte Theorie geht davon aus, dass freie Radikale die (eine) Ursache für alle Alterungsprozesse sind. Freie Radikale sind reaktive zerstörerische chemische Verbindungen mit Sauerstoff, abgekürzt ROS (für »reactive oxygen species«), die in unserem Körper in geringen Mengen täglich gebildet werden. Sie entstehen als Begleitprodukt bei der Energiegewinnung in den »Kraftwerken« der Zelle, den Mitochondrien, und werden auch für das Abtöten von Bakterien durch das Immunsystem benötigt. Faktoren wie beispielsweise Umweltschadstoffe, Nikotin, reichlicher Alkoholkonsum und andauernder negativer Stress und intensive Muskelaktivität tragen jedoch zu einer vermehrten Bildung dieser potentiell aggressiven Verbindungen bei und können daher oxidativen Stress verursachen. *Oxidativer* Stress deswegen, weil freie Radikale Sauerstoff-, also *Oxygenverbindungen* sind. Zu den bekanntesten freien Radikalen gehören das Superoxid-Anionradikal $O_2^{-\bullet}$ und vor allem das hochreaktive potente Hydroxylradikal, $OH^\bullet$.

Freie Radikale haben ungepaarte Elektronen (daher der Punkt hinter der chemischen Bezeichnung) in ihrer Atomhülle und sind daher ständig auf der Suche nach einem Partnerelektron, um ihren Zustand zu stabilisieren. Dieses Verlangen ist sehr intensiv und kompromisslos, so dass ein »Radikalangriff« Schädigungen an Biomolekülen hinterlässt, sofern die ROS nicht vorher abgefangen werden. Einzelne »Radikalkämpfer« können nicht sehr viel ausrichten. Ist der Angriff aber massiv und die Abwehrlinien geschwächt, fordert das seinen Tribut.

Die Schädigung von Zellen und Biomolekülen durch Radikale kann die Entstehung von verschiedenen Krankheiten, in erster Linie Krebs und Arteriosklerose (Arterienverkalkung), begünstigen. Bei der Arteriosklerose lagern die Gefäßwände Fett ein, verkalken, verlieren ihre Elastizität, und der Gefäßdurchmesser verengt sich zunehmend. In weiterer Folge kann das Blut nicht mehr ungehindert fließen, und es kommt zu einer Mangelversorgung mit Sauerstoff und Nährstoffen. Dadurch steigt das Risiko besonders für Herzinfarkt und Schlaganfall. Wahrscheinlich ist oxidativer Stress, das heißt ein erhöhter »Radikalangriff«, auch beteiligt bei der Entstehung von neurologischen Erkrankungen (Parkinson, Alzheimer), dem grauen Star und Diabetes.

Da wir beziehungsweise unsere Zellen täglich mit einem Angriff an ROS konfrontiert werden, verfügt der Körper normalerweise über ein gutes Schutzsystem. Dieses antioxidative System besteht aus enzymatischen und nichtenzymatischen Antioxidantien und Radikalfängern. Zu den Radikalfängern gehören neben sekundären Pflanzenstoffen auch Vitamin C, Vitamin E und Betacarotin sowie körpereigene antioxidative Enzyme, die aus essentiellen Nährstoffen aufgebaut sind. Auf diese werde ich im Kapitel 32 (Ernährung) näher eingehen.

Die Güte des antioxidativen Schutzes hat einen wesentlichen Einfluss auf die Geschwindigkeit des Alterns. Das wurde insbesondere an verschiedenen Säugetierspezies gezeigt. Genetisch veränderte Mäuse zum Beispiel, die weniger freie Radikale bilden, leben um etwa ein Drittel länger als ihre nicht veränderten Geschwister. Auch genetisch veränderte Fruchtfliegen, die mehr an den antioxidativen Enzymen Superoxiddismutase (SOD) und Katalase bilden, haben eine um ein Drittel verlängerte Lebensspanne im Vergleich zu unveränderten Fruchtfliegen, dem sogenannten Wildtyp.

Die Lebensspanne von verschiedenen Tierspezies hängt außerdem negativ mit ihrer Stoffwechselrate und direkt mit der gebildeten Menge an freien Radikalen zusammen. Einfach ausgedrückt bedeutet das, dass Tiere, die eine niedrige Stoffwechselrate aufweisen, weniger freie Radikale bilden und länger leben. Außerdem besteht hinsichtlich der Lebensspanne von Säugetieren ein Zusammenhang zwischen dem Verhältnis der Superoxiddismutase und der zellulären Stoffwechselaktivität (Energieverbrauch pro Gramm Körpermasse). Diejenigen mit einem hohen Verhältnis, also mit einer hohen Enzym- und relativ geringen Stoffwechselaktivität, leben länger. Der Mensch weist im Vergleich zu vielen anderen Säugern das beste Verhältnis und die längste Lebensspanne auf, wohingegen die Feldmaus das schlechteste Verhältnis zeigt und in der Tat auch relativ kurz lebt. Schließlich ist bekannt, dass eine energiearme (kalorienarme) Kost, in der möglicherweise weniger freie Radikale gebildet werden, das Leben verlängert. Auf diesen Punkt werde ich in Kapitel 34 genauer eingehen.

Der Radikalangriff auf Zellen und Moleküle beginnt bereits nach der Geburt und dauert bis zum Tod an. In jungen Jahren ist die schädigende Wirkung nicht so stark ausgeprägt, da unser Körper über effiziente Reparaturmechanismen verfügt, die einem Absterben der Zellen entgegenwirken. Mit zunehmendem Alter werden diese Mechanismen jedoch schwächer, so dass die Wahrscheinlichkeit für eine permanente Schädigung des Zellstoffwechsel und der Erbsubstanz steigt.

Mitochondriale Theorie des Alterns

Die Mitochondrien sind die Kraftwerke der Zelle und für die Energieproduktion lebenswichtig. Gehen sie unter, stirbt die Zelle. Sie sind aber auch eine wichtige Quelle für freie Radikale. Mehr als neunzig Prozent des Sauerstoffs werden in den Mitochondrien verbraucht. Dabei entstehen Wasser und in geringen Mengen freie Radikale. Die ständige Bildung von Sauerstoffradikalen in den Mitochondrien wird daher als eine Ursache des Alterns angesehen. Diese freien Radikale können nämlich auch die Mitochondrien schädigen, die über eine eigene DNA verfügen. Diese codiert vor allem für etwa ein Dutzend Enzyme, die an der Energiegewinnung beteiligt sind. Die mitochondriale DNA neigt eher zu Mutationen, da sie über weniger effiziente Reparaturmechanismen verfügt als die DNA des Zellkerns und dem Angriff von freien Radikalen, die gleich in ihrer unmittelbaren Nähe gebildet werden, direkter ausgesetzt ist. Die mitochondriale Theorie des Alterns bezieht sich jetzt darauf, dass ein Grund für Zellalterung ein Ungleichgewicht zwischen gesunden und nicht funktionierenden Mitochondrien ist. Die Rate der mutierten mitochondrialen DNA scheint unter anderem auch genetisch determiniert zu sein, wobei langlebige Menschen eine geringere Mutationsfrequenz aufweisen.

12 *Evolutionäre Theorien des Alterns*

Die klassische Evolutionstheorie des Alterns wurde erstmalig von den Wissenschaftlern Peter Medawar und George C. Williams formuliert. Diese Theorie besagt, dass der Mensch durch den Alterungsprozess immer weniger zur reproduktiven Fitness der Gesellschaft beiträgt und somit nicht mehr gebraucht wird. Die reproduktive Fitness bezieht sich auf die Fähigkeit, sich zu vermehren und gesund zu bleiben. Nach dieser Theorie ist das Altern unvermeidbar. Die Evolutionstheorie des Alterns besagt außerdem, dass die Kraft der natürlichen Selektion (Auslese, Auswahl), die dazu da ist, nützliche Eigenschaften zu erhalten beziehungsweise zu verstärken und unbrauchbare auszuschalten, mit dem Alter abnimmt und dass der Tod unabwendbar ist. Sie geht davon aus, dass die Selektion die Jugend gegenüber dem Alter begünstigt. Das bedeutet unter anderem, dass mit abnehmender Fähigkeit zur Fortpflanzung die selektiven Prozesse nicht mehr gegen schädliche Mutationen im Erbgut beziehungsweise andere schädigende Faktoren effizient ankämpfen. Dadurch werden unweigerlich das Krankheits- und damit auch das Sterberisiko erhöht.

Die Erzeugung von Nachkommen hat im Rahmen der Evolution absoluten Vorrang. Zu diesem Zweck müssen die verfügbaren Ressourcen vorrangig eingesetzt werden, nur so können die unvermeidlichen umweltbedingten Verluste wieder kompensiert werden. Hingegen Energie für die Erhaltung von Eltern zu investieren, ist von der Evolution her nur dann sinnvoll, wenn dies die Überlebens- und damit Fortpflanzungschancen der Nachkommen erhöht. Das Altern und der Tod sind daher unvermeidlich, um das Überleben unserer Spezies zu gewährleisten.

Interessant ist zum Beispiel, dass im Tierreich der Zeitpunkt der geschlechtlichen Reife auch mit dem Alter korreliert; je später die Fortpflanzungsfähigkeit auftritt, desto höher ist das Alter der Tiere. Gewisse Albatrosse zum Beispiel, die bis zu fünfzig Jahre alt werden können, brüten erstmalig nach zehn bis elf Jahren, wohingegen Hausmäuse mit einer durchschnittlichen Lebensspanne von rund einem Jahr nach etwa eineinhalb bis zwei Monaten ihre ersten Nachkommen bekommen. Außerdem leben Tiere, die ein erhöhtes Risiko haben, frühzeitig irreparable Schäden zu bekommen (Unfälle, von Raubfeinden gefressen werden), kürzer als Tiere, die ein geringeres Risiko aufweisen. Im letzteren Fall lohnt es sich, in die Arterhaltung zu investieren.

In der freien Natur gibt es das Phänomen Altern in seiner extremen Form nicht. Jedes Tier, das eine Einschränkung zeigt wie langsamer laufen, schwächer sehen oder schlechter springen, wird zwangsläufig Opfer seiner natürlichen Fressfeinde. So gesehen tritt Altern bei Tieren vor allem im Zoo und in Haustierhaltung auf. Daraus könnte man schließen, dass Altern ein Merkmal der Zivilisation ist und somit der evolutionsbedingten natürlichen Selektion durch die heutige Zivilisation und Medizin ein Schnippchen geschlagen wird.

Vom Evolutionsaspekt her sollte daher die Frage gestellt werden: Warum werden wir älter als fünfzig? Die Antwort darauf könnte mit der Reservekapazität des Organismus erklärt werden. Der Mensch wurde mit einer deutlichen Organreserve ausgestattet, um sich sicher fortpflanzen zu können. Sobald diese wichtigste Aufgabe erledigt ist, wird die Reserve eigentlich nicht mehr benötigt und schnell aufgebraucht bis zum Tod. So war es früher. Verbesserte hygienische und medizinische Maßnahmen heutzutage bewirken ein langsameres Aufbrauchen der Reserve und damit ein längeres Leben.

Für die Überlebensfähigkeit einer Art muss es Adaptationsmechanismen geben, die bei sich ändernden Umweltbedingungen erforderlich sind. Dies wird ermöglicht durch Spontanmutationen und Genkombinationen, die unter anderem zu einem Selektionsvorteil führen. Eine genetische Vielfalt ist nur durch erfolgreiche, häufige Reproduktion erreichbar. Sexuelle Fortpflanzung ermöglicht es den Lebewesen der Natur, immer neue Varianten auszubilden. Sie fördert eine Optimierung von Lebensentwürfen auch bei einer unveränderten Umwelt.

Aus dieser Überlegung ist auch verständlich, dass es eine begrenzte Dauer der Reproduktionszeit geben muss, um immer wieder die »neue« angepasste Folgegeneration an die neuen Umweltbedingungen anzupassen. Wenn die Reproduktionszeit zweihundert oder noch mehr Jahre betragen würde, könnten sich die Menschen aufgrund einer geringeren genetischen Variabilität nicht in dem Ausmaß an veränderte Umweltbedingungen anpassen. Außerdem würde bei einer so langen Reproduktionszeit das Risiko für Schädigung des Erbgutes durch verschiedenste Einflüsse steigen und somit nicht »optimal gerüstete« Nachkommen auf die Welt kommen. In der Tat steigt das Risiko für gewisse genetische Erkrankungen wie dem Down-Syndrom (Trisomie 21) mit zunehmendem Alter der Mutter.

Menopause – eine Erklärung

Unser Reproduktionssystem ist eine wesentliche Komponente der natürlichen Selektion. Sie hat die Funktion, unsere Gene in Zusammenhang mit Fruchtbarkeit und Elternschaft weiterzugeben. Dies findet typischerweise in jungen Jahren statt. Früher war man als Vierzigjährige beziehungsweise Vierzigjähriger bereits Oma oder Opa und fing so langsam aber sicher an, sich mit dem Tod zu beschäftigen. In einer kurzen Zeitspanne von ein bis zwei Jahrhunderten haben sich die Verhältnisse drastisch gewandelt. Heute wollen viele Frauen erst nach dreißig, nach der Ausbildung und ein paar Jahren Job Mutter werden. Auch immer mehr Männer werden nach vierzig Väter. Wenn angenommen wird, dass Menschen hundert Jahre alt werden können, warum sollte dann eine Frau mit maximal fünfzig nicht mehr zeugungsfähig sein?

Einerseits sieht man diesen abrupten Abfall der Reproduktionsfähigkeit nicht nur bei Menschen, sondern zum Beispiel auch bei Nagern unter geschützten Bedingungen im Labor. Es ist daher denkbar, dass von der Evolution her Frauen nur so lange überleben sollten, wie sie zeugungsfähig sind. Die restlichen erreichbaren fünfzig Jahre dienen von der Evolution her vielleicht, wie oben besprochen, nur als Reserve. Dafür würde auch zum Beispiel sprechen, dass Mäuse eine körpereigene Lebensspanne von drei Jahren aufweisen, aber die meisten von ihnen bereits nach einem Jahr sterben. Der Mensch wurde, so eine Theorie, gar nicht für hundert vorgesehen.

Eine andere mögliche Erklärung für die Menopause ist, dass sie einen speziellen Adaptationsvorgang darstellt, der seinen Ursprung irgendwo in der frühen Menschheitsgeschichte hat. Vielleicht ist irgendwann vor langer Zeit etwas vorgefallen, ein besonderes Ereignis, das das genetische Profil der Frauen verändert hat, damit sie auf die veränderten Bedingungen adäquat reagieren können. Die Menopause ist auch vom medizinischen Aspekt her sinnvoll, da Kinderkriegen im Alter mit Risiken für Mutter und Kind verbunden ist. Außerdem steigt durch die ständige Schädigung des Genoms während des Alterns auch das Risiko für Missbildungen. Schließlich hat eine Mutter, die nicht mehr gebären kann, auch mehr Zeit, sich um die Nachkommen zu kümmern. All das ist vom evolutionären Aspekt her sinnvoll und kann als Erklärung für die Menopause, die in der Mitte des Lebens auftritt, herangezogen werden.

Antagonistische Pleiotropie

Diese bezieht sich darauf, dass eine Mutation im Erbgut auch mehr als ein Merkmal beeinflussen kann, das heißt, sie ist pleiotrop. Dabei kann diese Mutation im frühen Alter zum Beispiel die Reproduktion erhöhen, aber dafür zu einem früheren Tod führen, das heißt, die Ausprägung eines Merkmals kann nur zu Lasten eines anderen Merkmals gehen. Solche Wirkungen sind antagonistisch, also entgegengesetzt.

In diesem Kontext fällt mir der Film *Blade Runner* von Ridley Scott aus dem Jahre 1982 ein. In diesem Film jagt der Hauptprotagonist namens Rick Deckard eine kleine Gruppe von Replikanten, eine Form von Androiden, die außer Kontrolle geraten sind. Die Replikanten sind den Menschen in vielen Dingen überlegen, weisen jedoch eine verkürzte Lebensspanne von etwa vier Jahren auf. Sie leben kurz, dafür aber intensiv und effizient. »Das Licht, das doppelt so hell brennt, brennt eben halb so lang. Und du hast für kurze Zeit unglaublich hell gebrannt, Roy«, sagt der Schöpfer der Replikanten, Tyrell, ihrem Anführer und bringt diesen Umstand vortrefflich auf den Punkt. Dies kann auch als eine Form der antagonistischen Pleiotropie gewertet werden.

Beim Menschen können beispielhaft die weiblichen Geschlechtshormone herangezogen werden. Bei der Frau sind sie vor allem wichtig für die Fertilität, das Wachstum und die Knochen. Andererseits können sie jedoch das Entstehen von Brustkrebs und in seltenen Fällen auch von dem Meningeom, einem Hirntumor, begünstigen.

Ein Spezialfall dieser antagonistischen Pleiotropie ist die sogenannte »Disposal soma«-Theorie. Sie sieht Altern als einen

Wettkampf zwischen der Unabdingbarkeit der Fortpflanzung und dem Streben nach Unsterblichkeit. Diese Theorie hinterfragt, wie ein Organismus am besten seine Energie einsetzen kann. Übrig bleibt wieder als wichtigste Aufgabe, seine Gene weiterzugeben, also so lange gesund zu bleiben, bis die Nachkommenschaft gesichert ist.

Und mehr (überzeugende) Beispiele

Beispiele für die Evolutionstheorie sind vor allem Tierarten, die sich nur einmal fortpflanzen und kurz danach sterben. Der Oktopus zum Beispiel lebt nur noch kurz, nachdem sein Nachwuchs aus den Eiern geschlüpft ist. Auch australische Beutelmäuse sterben an den Folgen von Stress kurze Zeit nach der Begattung der Weibchen. Der Stress, siegreich gegenüber den Konkurrenten sein zu müssen, führt zu einer extremen Erhöhung des Cortisolspiegels (einem Stresshormon) im Blut. Dies wiederum schwächt das Immunsystem so stark, dass die Tiere leichter an Infektionskrankheiten sterben.

Unter die evolutionären Theorien des Alterns fällt auch die »Wear and Tear«-Theorie, also Altern aufgrund von Abnützung und Verschleiß. Darunter wird verstanden, dass der Organismus im Laufe der Zeit sich abnutzt und zunehmend funktionsuntüchtiger wird, bis er irgendwann einmal »den Geist aufgibt«. In dieser Theorie wird der Mensch mit einer Maschine verglichen, was ja nicht ganz von der Hand zu weisen ist. Trotzdem, so plausibel diese Überlegung auch sein mag, sollte bedacht werden, dass der Mensch im Vergleich zur Maschine über geeignete Reparaturmechanismen verfügt.

Der Mensch hat eine begrenzte maximale Lebensspanne von etwa hundertzwanzig Jahren, die intern nicht beeinflusst werden kann. Durch Optimierung von Faktoren wie zum Beispiel

Bewegung, Ernährung und stressarme Lebensweise (siehe auch Kapitel 13), kann man in die Nähe dieser maximal vorgesehenen Zeit kommen, aber nach derzeitigem Wissen nicht darüber. So gesehenen stellt sich auch die Frage der Sinnhaftigkeit von Anti-Aging-Produkten wie Antioxidantien und Hormonen. Wenn das Altern der Zellen von der Evolution vorbestimmt ist, wird eine zusätzliche Gabe von verschiedenen Substanzen nicht viel bewirken beziehungsweise unter Umständen sogar Schaden anrichten. Auf diese Punkte werde ich in späteren Kapiteln noch näher eingehen.

13 *Umwelt und Zufall haben einen großen Einfluss*

In einer natürlichen Umgebung ohne Schutz und künstliche Reparaturmöglichkeiten sterben Tiere aufgrund von Verletzungen oder weil sie gefressen werden. Sie sterben aus diversen Gründen, lange bevor das Altern eine Rolle spielen könnte. Wir altern demnach, weil wir in unserer geschützten Umwelt, die reich an Nahrung ist, gut versorgt und sicher leben. Die Verschleißerscheinungen des Alterns sind dementsprechend dadurch zu erklären, dass wir unseren Körper viel länger gebrauchen müssen, als es eigentlich vorgesehen ist. Dazu kommt noch, dass die Menschen früher viel härter arbeiten mussten – bei suboptimaler Versorgung mit lebenswichtigen Nährstoffen, so dass sie ausgelaugt im Alter von vierzig bis fünfundvierzig aus dem Leben schieden.

Die Lebensspanne eines Organismus wird einerseits durch

die permanent schädigenden Einflüsse der Umwelt und des Stoffwechsels und andererseits durch Reparatur und Erhaltungsmechanismen bestimmt. Wichtig ist die Balance zwischen diesen beiden Prozessen. Daher können mangelhafte Reparaturmechanismen der Grund für altersbedingte Krankheiten sein. Bessere Überlebens- und Umweltbedingungen begünstigen hingegen den Alterungsprozess. Zufall spielt hier auch eine wichtige Rolle. Wo und wann welcher Schaden auftritt, ist jedoch nicht vorhersagbar.

Das Leben kann daher auch als Kampf gegen Gefahren und Behinderungen angesehen werden, aus denen man aber andererseits auch viel lernen kann. Die Akzeptanz und die Anpassung an die körperliche Behinderung im Alter ermöglichen die Erschließung von neuen Feldern und Kompetenzen. Wie lange wir leben, hängt ferner davon ab, zu welcher Zeit und an welchem Ort wir leben. Leben wir an einem sicheren Platz oder in einem Kriegsgebiet? Bedrohen uns Umweltkatastrophen? Oder leben wir in einer Zeit der schweren Wirtschaftskrise? Das alles hat auf verschiedenste Faktoren einen Einfluss, die auch unsere Lebensspanne begrenzen. Auch innerhalb verschiedener Bezirke einer Großstadt können unterschiedlichste Einflüsse die Lebensqualität und damit die Lebensspanne bestimmen. Bin ich privatversichert und kann mir den besten Spezialisten leisten, oder muss ich die zweite Wahl nehmen?

Ein Umstand, der einen wichtigen, begrenzenden Einfluss auf die Lebensspanne aufweist, ist ständiger (negativer) Stress. Der Begriff »Stress« gehört zu den populärsten der Neuzeit und wird hauptsächlich mit negativen Gefühlen verbunden. Es vergeht kaum ein Tag, an dem nicht über zu viel Stress gejammert wird. Zu den vielfältigen stressauslösenden Reizen gehören Krankheiten, Umwelteinflüsse (zum Beispiel Lärm, Schlafentzug, ständig hohe körperliche Belastung), emotionale Faktoren (seelische Probleme, Einsamkeit) sowie Einflüsse aus dem Berufsalltag (Mobbing, Leistungsdruck, zu viel oder zu wenig Verantwortung). Stress wirkt sich sowohl auf die Psyche als auch auf die Befindlichkeit des Körpers aus. Er bewirkt die Ausschüttung von klassischen Stresshormonen wie Adrenalin und Cortisol (umgangssprachlich auch Kortison genannt). Diese können bei ständiger Aktivierung zu Blutdruckerhöhung, Diabetes und Depressionen oder auch durch Hemmung des Immunsystems zu Infektionskrankheiten führen. Außerdem ist bekannt, dass Cortisol, ständig in hohen Mengen ausgeschüttet, Nervenzellen im Gehirn negativ beeinträchtigen und zum Beispiel eine Störung des Kurzzeitgedächtnisses bewirken kann. Stress ist auch in der Lage, die vermehrte Bildung von freien Radikalen, die mitverantwortlich für den Alterungsprozess sind, zu begünstigen.

Stressreduktion ist daher wichtig für ein langes Leben. Was kann man tun, um Stress zu reduzieren? Was ist bekannt?

- Es mag zwar konservativ klingen, aber Studien haben gezeigt, dass glückliche Familienmenschen länger leben als Singles.
- Verbringen Sie viel Zeit mit Freunden. Soziale Verbindungen weisen nicht nur einen gewissen Erholungs- und Spaßfaktor auf. Sie sind auch wichtig für das geistige Wohlbefinden und die Gesundheit.
- Gehen Sie einem Hobby nach oder interessieren Sie sich für neue Dinge, die Ihnen Spaß bereiten.
- Planen Sie Ihren Tag gut. Ein sinnvolles, effizientes Zeitmanagement schützt vor Stress.
- Ziehen Sie um, wenn Sie glauben, dass Ihr Wohnort und das Umfeld Ihnen Stress bereiten.

- Führen Sie Meditationstechniken durch. Auch ein fester religiöser Glaube, kann Stress reduzieren.
- Versuchen Sie, sich tagsüber immer wieder zu entspannen, auch mit Naps, sogenannten Kurzschlafepisoden oder Nickerchen.
- Bewegen Sie sich viel.
- Ernähren Sie sich hochwertig.
- Lassen Sie die Finger vom Alkohol, wenn Sie diesen zur Stressbewältigung trinken.
- Rauchen Sie nicht mehr.
- Versuchen Sie, positiv zu denken, auch wenn es nicht immer leicht fällt.

Auf einige dieser Punkte, etwa Bewegung und Ernährung, werde ich in späteren Kapiteln näher eingehen.

Zwar reduziert ständiger hoher Stress die Lebenserwartung, andererseits kann jedoch milder, richtig dosierter Stress den Körper abhärten und eventuell die Lebenserwartung steigern – nach dem Prinzip: »Was mich nicht umbringt, macht mich stärker.« Dieses Prinzip wird *Hormesis* genannt und kommt ursprünglich aus dem Bereich der Toxikologie. Bereits im Jahre 1888 beobachtete der deutsche Pharmakologe Hugo Schulz, dass geringe Mengen von Giften das Wachstum von Hefezellen stimulieren.

Das hormetische Prinzip sagt, dass auch potentielle Gifte, Substanzen wie Schwermetalle und Pestizide, aber auch schädigende Umweltbelastungen, etwa Strahlung, in geringen Mengen den Körper »abhärten« können, statt ihn zu schädigen. Auch für Nährstoffe wie Vitamine ist der Hormesis-Effekt bekannt. Zu wenig ist tödlich, aber auch zu viel kann das Leben verkürzen. Bei Alkohol ist mittlerweile bekannt, dass ein Achtelliter Wein pro Tag beim Erwachsenen vorteilhaft auf die Gefäße wirken kann. Bei einer sportlichen Belastung werden zwar viele freie Radikale gebildet, aber in der richtigen Dosis sind Bewegung und Sport lebensverlängernd. Zu viel Sport jedoch schädigt den Körper. Warum soll dies nicht auch für Stoffe zutreffen, denen primär eine schädigende Wirkung nachgesagt wird?

Auch eine energiereduzierte Kost, die ebenfalls einer geringen Stressbelastung entspricht, kann lebensverlängernd sein. Männliche Fruchtfliegen zum Beispiel, die im Larvenstadium einer geringen radioaktiven Strahlung ausgesetzt wurden, lebten länger als diejenigen, die keiner Strahlung ausgesetzt waren. Zahlreiche Studien konnten in diesem Zusammenhang auch einen lebensverlängernden Effekt einer geringen radioaktiven Strahlung bei Mäusen zeigen. Beim Menschen sind ständige Strahlungswirkungen weniger untersucht worden und werden widersprüchlich interpretiert.

Vorteilhafte Wirkungen einer Hormesis können erklärt werden durch eine durch Stress hervorgerufene Verbesserung der Reparaturmechanismen an der DNA sowie auch durch eine verbesserte antioxidative Aktivität. Hitzestress kann ebenfalls die Lebensspanne beeinflussen. In mehreren Studien konnte zum Beispiel gezeigt werden, dass menschliche Bindegewebszellen, die jeweils für kurze Episoden Temperaturen von maximal 41 Grad Celsius ausgesetzt wurden, Anti-Aging-Effekte zeigten. Dazu gehörten Beibehaltung einer jugendlichen Morphologie, verminderte Anreicherung von krankhaften Eiweißmolekülen sowie eine erhöhte Resistenz gegenüber schädigenden Wirkungen von Alkohol oder freien Radikalen. Neben den bereits angeführten Mechanismen wird als Ursache eine erhöhte Aktivität von sogenannten Hitzeschock-Proteinen angenommen, denen auch Anti-Aging-Effekte nachgesagt werden. Schließlich lassen auch Versuche beim Fadenwurm *C. elegans* hormetische Effekte vermuten. Dabei verlängern Stressoren wie Hitze oder Strahlung die Lebensdauer des Wurms.

14 *Eine Kombination aus allem – Frauen leben länger als Männer*

Weltweit leben Frauen heutzutage im Durchschnitt vier bis fünf Jahre länger als Männer. Das war früher nicht so. Eine hohe Müttersterblichkeit – in Verbindung mit deutlich höheren Geburtenrate – war ein wichtiger Grund für eine überhöhte Sterblichkeit der Frauen. Das gilt teilweise heute noch für Frauen in unterentwickelten Ländern. Daneben spielten aber auch ein höheres Infektionsrisiko durch überwiegend weibliche Pflegetätigkeit von Kranken sowie eine suboptimale Ernährungssituation der Mädchen eine Rolle. Erklärt werden kann Letzteres durch die Bevorzugung der Knaben (»Sohnespräferenz«) in früherer Zeit. Außerdem mussten die Frauen damals auch schwerere Arbeit verrichten. Die Wende kam sehr wahrscheinlich im Verlauf des 19. Jahrhunderts mit der Industrialisierung, als der Mann allmählich zum »Brotverdiener« wurde und die medizinische Versorgung markante Fortschritte machte.

Warum leben Frauen heutzutage länger? Hier spielen soziale beziehungsweise umweltabhängige und biologische Faktoren, die in physiologische und genetische unterteilt werden können, eine Rolle.

Soziale Faktoren

Die höhere Aggressivität und Risikobereitschaft des Mannes haben eine wichtige Bedeutung. Sie sind Ursache dafür, dass zum Beispiel mehr Männer bei Verkehrsunfällen sterben. Das geht bereits im Mopedalter los und setzt sich bis in den zweiten Lebensabschnitt fort. Auch bei den meisten Tierarten setzen sich die männlichen Tiere durch Kämpfe und dem Jagdverhalten größeren Gefahren aus und gehen damit im Vergleich zu ihren weiblichen Artgenossen ein höheres Risiko ein zu sterben. Aggressives, »testosterongetriebenes« Verhalten steigert ferner das Risiko für Herz-Kreislauf-Erkrankungen. Hauptsächlich Männer weisen die Eigenschaften beziehungsweise Merkmale eines bestimmten Risikotyps auf. Dazu gehören:

- leicht zu provozierende Ungeduld
- (chronischer) Zeitmangel
- intensives Leistungsbemühen
- (Kampf um) Wettbewerbsfähigkeit
- Hektik (sichtbar durch Sprache und Gestik)
- übermäßige Dynamik und Feindseligkeit
- berufliche Überlastung

Diese Charakteristika kommen in der westlichen Welt (noch) vor allem in kompetitiven, stressreichen Berufssparten bei Männern vor, die noch nicht ganz oben auf der Karriereleiter angelangt sind. Dies wird sich in Zukunft aber möglicherweise ändern, da immer mehr Frauen in leitende Positionen (auf-)streben. Aufgrund des unterschiedlichen Hormonprofils werden Frauen jedoch nie diese Ausprägung erreichen, die Männer auszeichnet. Auf der anderen Seite sind Frauen, die mit der Kindererziehung befasst sind, nicht minder im Stress. Wie weit sich das auf das Herz-Kreislauf-Risikos auswirkt, ist jedoch ungewiss.

Neben diesem Stresstypus spielen natürlich eine Reihe von anderen Faktoren ebenfalls eine Rolle, etwa vor allem das Rauchen (hier holen die Frauen aber auf), der Alkoholmissbrauch und ungesundes Ernährungsverhalten. Außerdem nehmen Männer ärztliche Vorsorgeuntersuchungen weniger in Anspruch und negieren viel häufiger seelische Einflüsse auf die Gesundheit. Sie unterdrücken einerseits ihre Emotionen und leben andererseits ihre Aggressivität, Macht und Dominanz aus, um ihre eigene Männlichkeit unter Beweis zu stellen. Beides kann ja nicht unendlich gutgehen, würde Mann sagen.

Biologische und genetische Faktoren

Zu den genetischen Faktoren, die den Geschlechterunterschied ausmachen, gehört vor allem eine höhere Anfälligkeit von Männern gegenüber Erbkrankheiten, die vom X-Chromosom ausgehen, dabei insbesondere Krankheiten der Muskulatur, aber auch anderer Organsysteme. Mädchen haben zwei X-(Geschlechts-)Chromosomen in ihren Zellkernen und Jungen jeweils ein X- und ein Y-Chromosom. Die traditionelle biologische Theorie besagt jetzt, dass das zusätzliche X-Chromosom das weibliche Geschlecht widerstandsfähiger gegenüber Krankheiten macht. Das Y-Chromosom hingegen ist kleiner und kopiert weniger Informationen als das X-Chromosom.

Frauen weisen auch längere Telemore in ihrer DNA auf, die langsamer aufgebraucht werden. Bei jeder Zellteilung werden die Telomere kürzer. Sind sie nicht mehr vorhanden, stirbt die Zelle. Vom Standpunkt der Telomere aus gesehen, weisen Frauen daher eine bessere Ausgangsbasis auf (siehe auch Kapitel 10).

Der Hauptgrund für die geschlechtsspezifischen Unterschiede in der Lebensspanne sind vor allem Herz-Kreislauf-Erkrankungen, die bis zu vierzig Prozent der Differenz ausmachen. Dafür gibt es verschiedene Gründe. Zum einen hat das weibliche Geschlechtshormon Östrogen eine Schutzfunktion auf das Endothel der Gefäße. Das Endothel umkleidet die innerste Schicht der Gefäße und bildet verschiedene Substanzen, die eine Schutzfunktion auf die Gefäßwand ausüben. Östrogene steigern vermutlich die Ausschüttung dieser schützenden Faktoren. Eine Dysfunktion des Endothels erhöht das Risiko für Arterienverkalkung. Studien konnten zeigen, dass bei Männern diese Dysfunktion viel früher auftritt als bei Frauen. Zusätzlich spielen noch Risikofaktoren wie Rauchen sowie ein hoher Blutdruck eine Rolle. Im Klimakterium relativiert sich der Unterschied bezüglich des Herz-Kreislauf-Risikos aufgrund verminderter Östrogenspiegel.

Zudem haben Frauen vor allem in ihrer Reproduktionsphase weniger oxidativen Stress in ihrem Stoffwechsel. Zum Beispiel konnte bei Nagern gezeigt werden, dass in den »weiblichen« Mitochondrien ungefähr halb so viele schädliche Radikale gebildet werden als in »männlichen« Mitochondrien. Außerdem weisen weibliche Mitochondrien einen höheren Gehalt an dem schützenden Molekül Glutathion auf. An diesen Effekten scheinen ebenfalls die Östrogene als Schutzfaktoren beteiligt zu sein.

Das männliche Geschlechtshormon Testosteron dagegen ist hauptverantwortlich für die höhere Aggressivität und Wettkampfneigung bei Männern. Außerdem ist es dafür verantwortlich, dass Männer niedrigere HDL- und höhere LDL-Spiegel im Blut aufweisen als Frauen. HDL ist das »gute« Lipoprotein im Blut, das vor Arteriosklerose schützt, und LDL das »schlechte« Lipoprotein. Ein Beweis für diesen Einfluss ist die Beobachtung, dass kastrierte Männer im Vergleich zu nichtkastrierten eine längere Lebenserwartung haben.

Frauen zeigen des weiteren ein stärkeres Immunabwehrverhalten als Männer. In ihrem Blut finden sich höhere Spiegel an IgM, einem wichtigen Antikörper, der für die Neutralisation von Krankheitserregern wichtig ist. Frauen bilden außerdem effizienter Antikörper bei Infektionskrankheiten. Jedoch treten sogenannte Autoimmunerkrankungen, wie Multiple Sklerose daher auch häufiger bei Frauen auf. Das relativ leistungsschwächere Immunsystem ist unter Umständen ein Grund, warum Männer öfter an Krebs erkranken als Frauen.

Alles in allem scheint es so, dass auch unter besten Bedingungen die Frauen um ein bis zwei Jahre länger leben als die Männer. Das belegen auch Untersuchungen über die Sterblichkeit von Mönchen und Nonnen über einen längeren Zeitraum, die unter gleichen Bedingungen im Kloster leben. Die Mönche weisen hierbei eine geringfügig (null bis zwei Jahre) kürzere Lebenserwartung auf.

III Der Körper im Alter

Vor etwa knapp 2000 Jahren hat Galenos von Pergamon (129–um 199) das Alter mit Trockenheit und Kälte verglichen und beschrieb, dass das Alter mit dem Verfall fast aller Organfunktionen, angefangen von der kalten, dunklen Haut bis zur gestörten Wahrnehmung, verbunden ist. Galen hatte aber nicht nur aufgezeigt, wozu das Alter (im Extremfall) führt, sondern er hat auch erkannt, dass durch eine maßvolle Diät die Krankheitserscheinungen abgeschwächt werden können. Galens Beschreibungen des Alters und seine Empfehlungen wurden eine lange Zeit beachtet und waren mehr oder minder konkurrenzlos.

Ab dem 18. Jahrhundert beschäftigten sich die Wissenschaftler dann intensiver mit dem Phänomen des Alterns, die medizinischen Aspekte des Alterns wurden genauer beobachtet und erforscht. Gerhard van Swieten, Leibarzt der Kaiserin Maria Theresia und Begründer der Wiener Schule der klinischen Medizin, hat in einer Rede über die Gesunderhaltung im Alter im Jahre 1763 das Altern mit dem langsamen Verlöschen einer Flamme verglichen, deren Nahrung aufgezehrt ist. Den Alterungsprozess deutet er unter anderem als Folge einer Verengung der Gefäße, die dazu führt, »dass alle Funktionen abnehmen beziehungsweise aufhören«. (Zitiert nach Wolfgang U. Eckart, *Lust oder Last? – Altern und Gesundheit in historischer Perspektive*, 2000)

In der Altersforschung wird häufig der Begriff Seneszenz (lateinisch *senescere*, alt werden) verwendet. Darunter versteht man einen Zustand mit zunehmendem Funktionsverlust, der zu einer verminderten Überlebenswahrscheinlichkeit führt. Senilität (lateinisch *senilis*, greisenhaft) hingegen bezeichnet die letzte Phase vor dem Tod.

Altern ist etwas Dynamisches, das durch nicht wieder rückgängig zu machende Veränderungen des Organismus determiniert ist. Im Alter kommt es vor allem zu einer Abnahme der Reserveleistung der Organe. In jungen Jahren weisen die Organe und Organsysteme eines Menschen eine erhebliche Reserve auf. Die eigentliche Kapazität liegt in Abhängigkeit vom Organsystem etwa zwei- bis zehnmal höher, als zur Aufrechterhaltung der normalen Organfunktionen notwendig wäre. Diese Reserve ist wichtig, damit der Organismus auch unter Extrembedingungen adäquat funktionieren kann. Ein Beispiel wäre das Blutvolumen, das pro Minute vom Herzen in den Kreislauf ausgeworfen wird. Dieses beträgt unter Ruhebedingungen etwa fünf Liter pro Minute. Bei maximaler körperlicher Belastung steigt der Wert auf das Vier- bis Fünffache an, um die Sauerstoffversorgung der belasteten Organe, vor allem der Muskulatur, aufrechtzuerhalten. In Ruhe sind die Funktionswerte zwischen Alt und Jung normalerweise gleich, nur unter Belastung macht sich die eingeschränkte Reserve beim älteren Menschen bemerkbar.

Die stetige Reduktion der Reserveleistung beginnt bereits ab etwa dem dreißigsten Lebensjahr. Der Körper ist dann zunehmend weniger an verschiedene Arten von Stressoren anpassungsfähig. Das kann zu Einbußen in der Funktion einzelner Organsysteme führen. Es sind aber nicht alle Funktionen des Organismus gleichermaßen verändert beziehungsweise betroffen. Zum Beispiel nimmt die maximale Sauerstoffaufnahme in der Lunge stärker ab als das maximale Blutvolumen, das pro

Zeiteinheit vom Herzen ausgeworfen wird. Außerdem können verschiedene Faktoren die Abnahme der Organleistungsfähigkeit und -reserve im Alter verzögern. Dazu gehören eine ausgewogene Ernährung sowie geistiges und körperliches Training. Vor allem letzterer Punkt ist sehr wichtig. Allen drei Faktoren sind eigene Kapitel in diesem Buch gewidmet.

Neben Unterschieden zwischen den Organsystemen existieren vor allem Unterschiede zwischen einzelnen Menschen. Diese interindividuelle Streubreite ist teilweise beträchtlich. Sie äußert sich in Aussagen wie » Du schaust viel jünger aus«, »So alt hätte ich dich nie im Leben geschätzt« und so weiter. Jedoch ist es manchmal schwierig zu unterscheiden, ob ein Mensch wirklich alt aussieht beziehungsweise aufgrund seines Alters Funktionseinbußen hat oder ob beispielsweise Krankheiten im Spiel sind.

In weiterer Folge werde ich, beginnend mit der Zelle, auf einzelne Organsysteme eingehen, die für das Alter und Altern eine besondere Bedeutung haben.

15 *Die Zelle – Hayflicks Limit*

Der Körper eines erwachsenen Menschen besteht aus etwa hundert Billionen Zellen. In unseren Körpergeweben finden mit unterschiedlichen Geschwindigkeiten ständige zelluläre Auf- und Abbauvorgänge statt. Gealterte Zellen, die nicht mehr gebraucht werden, werden in ein kontrolliertes Zelltodprogramm getrieben und durch neue und funktionstüchtige Zellen ersetzt. Andere Zellen hingegen – wie die meisten Nervenzellen, die nicht ersetzt werden können – müssen den ständigen internen und externen Belastungen standhalten.

1881 hat der deutsche Biologe August Weismann spekuliert, dass die Ursache des Todes möglicherweise ein chronischer Verschleiß einer Zelle oder eines Organs ist, die sich nicht mehr erneuern können, weil die Kapazität für Zellteilungen begrenzt ist. Diesem Konzept wurde in der ersten Hälfte des 20. Jahrhunderts durch den Mediziner Alexis Carrel widersprochen. Der spätere Nobelpreisträger führte damals mit seinen Kollegen in Paris seine Versuche durch. In einer Brühe aus Rindsbouillon züchteten die Wissenschaftler Zellen aus Hühnerherzen. Bald gaben sie ihren Triumph bekannt: Die endlose Vermehrung der Zellen sei gelungen. Als Grund dafür, warum in seinen Experimenten die Zellen unsterblich waren, gab Carrel an, dass er die besten Züchtungsbedingungen verwendete.

Carrel lag jedoch falsch. Seine Versuche konnten nicht bestätigt werden. 1961 gelang es dem Gerontologen Leonard Hayflick, den Mythos von der unsterblichen Zelle zu widerlegen. Hayflick und der Zellbiologe Paul Moorehead konnten in ihrer revolutionären Entdeckung zeigen, das auch Zellen in der Gewebekultur dem Alterungsprozess unterworfen sind und sich nicht unbegrenzt teilen können. An menschlichen Fibroblasten (Zellen des Bindegewebes) konnten sie zeigen, dass sich Zellen nicht unbegrenzt teilen können, sondern nach einer bestimmten Anzahl von Zellteilungen – circa fünfzig – absterben. Diese Grenze wird zu Ehren des Entdeckers heute Hayflick-Grenze (englisch: *Hayflick limit*) genannt. Mittlerweile gehört die Publikation von Hayflick und Moorhead aus dem Jahre 1961 mit über 3000 Zitierungen zu den am häufigsten zitierten wissenschaftlichen Arbeiten in den Biowissenschaften. Interessant ist in diesem Zusammenhang, dass auch eingefrorene Zellen sich merken können, wie viele Male sie sich bereits geteilt haben.

1971 lieferte dann der russische Wissenschaftler Alexey M. Olovnikov eine molekulare Erklärung für die begrenzte Zellteilung. Schuld waren die Telomere. Das Hayflick-Limit geht nämlich einher mit der Verkürzung der Telomere nach jeder Zellteilung. Dies setzt weiteren Zellteilungen ein natürliches Ende. Die Anzahl an natürlichen Teilungen und damit die Hayflick-Grenze variieren von Spezies zu Spezies und bestimmen so deren Lebenserwartung. In jedem Gewebeverband des menschlichen Körpers finden sich sogenannte Stammzellen, von denen viele nicht von der Hayflick-Grenze beschränkt werden. Sie bilden das Enzym Telomerase oder nutzen andere Mechanismen zur Aufrechterhaltung der Länge der Telomere. Die Telomerase ist auch in Tumorzellen aktiv, was zu deren unkontrollierter Zellteilung führt.

Interessant ist in diesem Zusammenhang auch, dass Ernährung einen Einfluss auf die Zellteilungszeit hat. Überernährte Zellen teilen sich schneller als die, die niederkalorisch gezüchtet wurden. Dies könnte eine Erklärung für den lebensverlängernden Effekt einer »Caloric Restriction« sein (siehe hierzu Kapitel 34).

Eine zentrale Frage, die man sich stellen muss, ist: »Warum sind alte Zellen anfälliger für Krankheiten als junge?« Die DNA kann durch verschiedene Faktoren Schäden erleiden. Dazu gehören ionisierende und UV-Strahlung sowie aggressive (freie) Radikale und Fremdstoffe. Die Zelle hat verschiedene Mechanismen entwickelt, um die Schäden an der DNA zu reparieren. Im Alter funktionieren diese Mechanismen jedoch nicht mehr so gut. Es kann zu genetischen Veränderungen bis hin zu Tumoren kommen. Auch die Bildung und Nachbildung von Proteinen in den Zellen kann gestört sein. Eine normale, gesunde Bildung von Proteinen beinhaltet ferner eine funktionsgerechte Faltung der Eiweißmoleküle. Störungen der Eiweißfaltung können beispielsweise bei degenerativen Erkrankungen des Gehirns nachgewiesen werden. Dabei kommt es zu Ablagerungen von Zusammenballungen gewisser Stoffe, die sich unter anderem gehäuft bei der Alzheimer-Erkrankung finden. Bis zu einem bestimmten Grad scheint eine fehlerhafte Faltung von Eiweiß ein Charakteristikum der physiologischen Alterung zu sein. Langlebigkeit könnte darauf beruhen, dass ein Mensch besonders effiziente Reparaturmechanismen besitzt, die genetisch vorbestimmt sind.

16 *Biologisches versus chronologisches Alter*

Alter ist nicht Alter. Wenn man bei einem Fest zum fünfzigsten Abiturjubiläum teilnimmt, hat man unter Umständen das Gefühl, einige hätten ihre Kinder, andere dagegen ihre Eltern geschickt, und dies, obwohl alle gleichaltrig sind, also so um die achtundsechzig bis siebzig.

Wann ist jemand alt? Wann spricht man von Betagten? Diese Begriffe lassen sich nicht eindeutig definieren, da viele verschiedene Komponenten beteiligt sind. Heutzutage bezeichnet man sechzig bis vierundsiebzig Jahre als älter, fünfundsiebzig bis neunundachtzig als alt, neunzig bis hundert als hochbetagt und Menschen über hundert als langlebig – aber auch diese Einteilung stellt nur einen Vorschlag dar. Der Zeitpunkt, wann das

Alter beginnt, ist also schlecht definiert. Es gibt keine richtige Übergangszeit oder Riten, die das Alter ankündigen. Vom Rechtssystem her existieren auch keine Unterschiede zwischen einem Neunzigjährigen und einem Neunzehnjährigen.

Unterscheiden kann man zwischen dem chronologischen (körperlichen), dem biologischen und dem gefühlten Alter. Unter chronologischem Alter versteht man den exakten (kalendarischen) Zeitraum, der seit der Geburt vergangen ist. Chronologische Altersgrenzen sind vor allem dazu da, Krankheitsrisiken zu definieren und komplexe bürokratische sowie administrative Abläufe leichter zu handhaben. Wird vom biologischen Alter gesprochen, meint man einen Zustand, der zwei Menschen mit gleicher Leistungsfähigkeit beschreibt, die aber nicht unbedingt das gleiche chronologische Alter aufweisen müssen. Ein junges biologisches Alter bedeutet übertrieben, dass man Pferde stehlen kann, ein altes biologisches Alter, dass man sich zur Ruhe setzen kann beziehungsweise dass deutliche Veränderungen merkbar werden.

Den Unterschied zwischen chronologischem und biologischem Alter beeinflussen unter anderem folgende Faktoren:

- genetische Konstitution à la »die Mutter sah immer jung aus, die Tochter ebenfalls«;
- Stressfähigkeit beziehungsweise Umgang mit Stress – jemand, der gut wegstecken kann, also cool bleibt, schaut häufig jünger aus als jemand, den der Stress »auffrisst«; extremer Stress beziehungsweise Schicksalsschläge können dazu führen, dass ein älterer Mensch von einem Tag auf den anderen zehn Jahre älter ausschaut – dies gilt natürlich nicht nur für Ältere, sondern auch für Jüngere; ebenfalls kann ein demotivierendes Umfeld dem Alten ordentlich zusetzen;

- Exposition gegenüber Schadstoffen, Rauchen beispielsweise führt zu einer Alterung der Haut;
- sozioökonomische Bedingungen, ein stressfreier Job, der einem Spaß macht, herausfordert und honoriert wird, kann jemanden auch jünger erscheinen lassen als jemanden, der zum Beispiel ständig Mobbing ausgesetzt ist;
- chronische Erkrankungen wie Krebs zehren an der Substanz des Menschen und lassen ihn älter erscheinen;
- Zufriedenheit, zum Beispiel sexuelle Zufriedenheit;
- positive Lebenseinstellung, glücklich sein.

Auf zellulärer Ebene hängt die Schnelligkeit des Alterungsprozesses vor allem von folgenden Faktoren ab:
- wie das antioxidative System arbeitet und damit freie Radikale eliminieren kann,
- wie der Körper und die Zelle mit Stress umgehen,
- wie geschädigte Eiweißmoleküle repariert beziehungsweise eliminiert werden,
- wie die Reparaturmechanismen auf Genebene funktionieren.

Es ist auch häufig zu sehen, dass sehr alte Menschen jenseits des fünfundachtzigsten bis neunzigsten Lebensjahres eine unerwartet gute körperliche und geistige Leistungsfähigkeit aufweisen. Diese Menschen haben des öfteren die Alterskrankheiten in den Risikojahren zwischen fünfundsechzig und fünfundachtzig gut überlebt, weil sie unter anderem über ein starkes Immunsystem oder andere schützende Faktoren verfügen.

Kann man biologisches Alter auch quantifizieren?

Im Gegensatz zum chronologischen Alter kann das biologische Alter nicht gemessen werden. Trotzdem gibt es Möglichkeiten, es abzuschätzen. Dabei kann der Vitalitätszustand herangezogen werden, und es können auch sogenannte Biomarker im Blut bestimmt werden. Der Vitalitätszustand kann durch verschiedene Organfunktionstests, in denen man die Werte mit einer Referenzpopulation vergleicht, ermittelt werden. Daraus kann ein Altersindex berechnet werden, der darüber Auskunft gibt, ob die Testperson sich auf einem altersentsprechenden Niveau befindet oder im Vergleich zum chronologischen Alter jünger beziehungsweise älter ist.

Potentielle Biomarker

Biomarker für das Altern können verschiedene Funktionsbereiche im Körper messen. So ist es zum Beispiel möglich, Moleküle beziehungsweise Stoffwechselprodukte, die einen Hinweis geben, wie groß der oxidative Stress im Organismus ausfällt, zu bestimmen. Sie haben ja oben bereits gelesen, dass sich eine Theorie des Alterns auf eine erhöhte, ständige Belastung mit freien Radikalen bezieht.

Anlehnend an die Telomer-Verlusttheorie (siehe Kapitel 10) kommt als möglicher weiterer Biomarker die Bestimmung der Telomerlänge in Frage. Wenn diese lang sind, hat der Mensch eine relativ lange Reservekapazität, wohingegen kürzere Telomere in Zusammenhang mit einer erhöhten Sterblichkeit durch Herzerkrankungen und Infektionskrankheiten gebracht werden.

Daneben kann auch die Messung von »Altershormonen« einen Hinweis auf das biologische Alter geben. Zu den Altershormonen gehören die Geschlechtshormone Testosteron beim

Mann und Östrogen bei der Frau sowie das Wachstumshormon und das DHEA (siehe Seite 133). Diese Hormone werden bei Älteren in geringeren Mengen ausgeschüttet. Näheres über diese »Anti-Aging-Hormone« bespreche ich in den Kapiteln von Teil VII.

Bei Hundertjährigen findet man häufig höhere Konzentrationen vom Interleukin-10, einem Molekül des Immunsystems, das Entzündungen entgegenwirkt, und weniger vom Interleukin-6 (IL-6) und Tumornekrosefaktor-α (TNF-α), welche Entzündungsprozesse aktivieren. So gesehen kommen auch diese Moleküle als mögliche Biomarker in Frage.

Versuche bei Rhesusaffen, die auf eine energiereduzierte Kost gesetzt wurden, zeigten, dass vor allem eine verminderte Körperkerntemperatur, geringere Insulinspiegel und höhere DHEA-S-Spiegel (siehe Seite 212) als potentielle Biomarker herangezogen werden können.

Neben diesen Biomarkern scheint auch das HDL (das »gute« Lipoprotein) im Blutplasma mit Langlebigkeit assoziiert zu sein. Es trägt zur Entfernung des Cholesterins bei. Ein hoher HDL-Spiegel korreliert außerdem auch mit einer guten geistigen Leistungsfähigkeit.

Unglücklicherweise ist die Ausschüttung all dieser Biomarker auch bei verschiedenen Krankheiten verändert, so dass sie nicht unbedingt spezifisch für den Alterungsprozess sind. Die Bestimmung dieser Faktoren könnte aber vor allem dazu dienen, Personen zu identifizieren, die ein höheres Risiko für altersabhängige Krankheiten aufweisen.

Neben dem biologischen und chronologischen Alter gibt es noch ein gefühltes Alter. Mann/Frau können topfit sein, die besten Laborwerte aufweisen, sich aber trotzdem alt fühlen. In diesem Kontext sei noch die Aussage erwähnt »Alt sind nur die anderen«, ein häufig verwendeter Satz, den man von fitten, sich jung fühlenden älteren Menschen hört.

17 *Spröder Schlauch – die Gefäße im Alter*

Beim Altern der Gefäße sind genetische und mechanische, aber auch Faktoren des Stoffwechsels beteiligt. Im Alter kommt es normalerweise zu einer fortschreitenden Abnahme der elastischen Eigenschaften der Gefäße. Die Gefäßwand wird durch Einlagerung von Kollagen weniger dehnbar und zunehmend steifer. Diese Veränderungen an der Gefäßwand bewirken vor allem eine leichte Erhöhung des systolischen (oberen) Blutdruckwertes. Die Versteifung der Gefäße ist ein mehr oder minder physiologischer Prozess.

Mit zunehmendem Alter steigt aber das Risiko für krankhafte Veränderungen der Gefäßwand, die unter dem Begriff Arteriosklerose – im Volksmund auch Arterienverkalkung genannt – zusammengefasst werden. Kennzeichen der Erkrankung ist eine chronisch fortschreitende Degeneration der Arterien mit zunehmenden Veränderungen der Gefäßwand. Durch Wucherung von Bindegewebe und Muskelzellen, Einlagerung von Cholesterin, Fettsäuren und Kalk sowie Aktivierung von Entzündungsreaktionen kommt es zu einer Verhärtung, Verdickung und Einengung der Gefäße. Es entstehen dabei sogenannte arteriosklerotische Plaques.

Gravierende Folgen einer Arteriosklerose können der Schlaganfall oder der Herzinfarkt sein, je nachdem ob die großen Halsarterien oder die Herzkranzgefäße betroffen sind. Daneben werden durch die Arteriosklerose relativ häufig die Beinarterien in Mitleidenschaft gezogen. Dieses Krankheitsbild wird pAVK (periphere arterielle Verschlusskrankheit) genannt und befällt vor allem jahrelange Kettenraucher (das sogenannte Raucherbein). Schließlich kann eine Arteriosklerose zur Erblindung und zum Ausfall der Nierenfunktion führen.

Für die Entstehung einer Arteriosklerose sind verschiedene Risikofaktoren verantwortlich. Diese kann man in beeinflussbare und nichtbeeinflussbare einteilen. Zu Letzteren gehören vor allem:

- hohes Lebensalter
- Geschlecht
- familiäre (genetische) Belastung

Übertragen und übertrieben bedeutet das, dass ein älterer Mann, dessen Eltern auch an Arterienverkalkung litten, ebenfalls ein deutlich höheres Risiko für Arteriosklerose aufweist als eine junge Frau, deren Eltern lupenreine Gefäße aufwiesen.

Wichtiger sind die Risikofaktoren, die wir beeinflussen beziehungsweise behandeln können. Zu diesen gehören:

1. Rauchen
2. Bewegungsarmut
3. Übergewicht
4. ungesunde Ernährung
5. übermäßiger Alkoholkonsum
6. hoher Gesamt-Cholesterinspiegel im Blut
7. erhöhtes LDL-Cholesterin
8. vermindertes HDL-Cholesterin
9. erhöhte Triglyzeridwerte im Blut
10. Zuckerkrankheit (Diabetes mellitus)

11 hoher Blutdruck in den Arterien (Hypertonie)
12 psychischer Stress

Theoretisch kann jeder dieser Risikofaktoren durch eine gesunde und ausgeglichene Lebensführung eliminiert werden. Rauchverzicht, mehr Bewegung, Normalisierung des Körpergewichts und eine einigermaßen gesunde Ernährung (mit viel Obst und Gemüse) können schon sehr viel zum Gefäßschutz beitragen. Alkohol, insbesondere Wein, hat in geringen Mengen zwar eine schützende Wirkung auf die Gefäße. In hohen Mengen getrunken, steigert er jedoch den Blutdruck, was wiederum langfristig die Entstehung der Arteriosklerose begünstigt. Einen hohen Cholesterinspiegel kann man durch gesunde Ernährung bis zu einem bestimmten Grad senken. Dazu gehört nicht nur eine cholesterinarme Kost, sondern auch der reichliche Verzehr von Ballaststoffen.

Auch die kontrollierte Zufuhr von Pflanzensterolen kann den Cholesterinspiegel senken. Die Pflanzensterole gehören, anlehnend an zahlreiche Publikationen, zu den potentesten nicht-medikamentösen Senkern des Cholesterinspiegels. Sterole sind natürliche Bestandteile pflanzlicher Zellen. Sie finden sich vor allem in Pflanzenölen. Übliche Quellen für Pflanzensterole sind Sonnenblumen-, Mais-, Soja-, Distel- und Rapsöl und daraus hergestellte Lebensmittel wie etwa Margarine. Zusätzlich zu diesen Pflanzensterolen gibt es noch gehärtete pflanzliche Sterole, die als Stanole bezeichnet werden und meist aus Holzspänen gewonnen werden. Pflanzliche Sterole sind dem Cholesterin ähnlich. Sie hemmen die Aufnahme des Cholesterins im Darm und bewirken dadurch seine vermehrte Ausscheidung mit dem Stuhl. Gewöhnlich setzt die Wirkung nach ein paar Wochen ein und bleibt über längere Zeit erhalten. Pflanzensterole werden seit einigen Jahren in der Margarine angereichert.

Ein ungünstiges Fettprofil im Blut kann auch durch reichliche Zufuhr von Omega-3-Fettsäuren verbessert werden. Diese finden sich in hochwertigen Pflanzenölen und Nüssen sowie in Fisch, vor allem Meeresfischen.

Charakteristisch für Diabetes ist ein hoher Nüchternblutzuckerspiegel aufgrund eines absoluten oder relativen Insulinmangels. Bei Letzterem kann das vorhandene Insulin seine Wirkung an der Zelle nicht gut entfalten kann. Bei absolutem Insulinmangel (Diabetes Typ 1) hat man keine Chance und muss täglich Insulin spritzen. Dem relativen Insulinmangel (Diabetes Typ 2) kann man durch regelmäßige Bewegung und Gewichtsnormalisierung bis zu einem bestimmten Grad und im Optimalfall sogar vollständig entgegenwirken. Hilft dies nicht, sind Medikamente angezeigt.

Ein leicht erhöhter arterieller Blutdruck kann durch Stressreduktion, Nikotinverzicht, Alkohol in Maßen, viel Bewegung und kochsalzarme Diät in vielen Fällen gesenkt werden. Eine deutliche Hypertonie sollte jedoch so schnell wie möglich medikamentös gesenkt werden, damit es nicht zu Komplikationen wie Herzinsuffizienz und Schlaganfall kommt.

Hinsichtlich psychischen Stresses ist man im Alter eher günstiger dran. Stressrisikofaktoren wie Aggressivität oder Feindseligkeit treten bei älteren Menschen seltener auf als bei jüngeren.

Die Bekämpfung von Risikofaktoren im Alter ist genauso wichtig wie in jungen Jahren, weil der ältere Mensch in der Regel bereits Veränderungen in der Gefäßwand aufweist und jegliche geringfügige Verschlechterung fatale Folgen haben könnte. In jungen Jahren ist noch eine gewisse Reserve vorhanden, die im Alter wegfällt. Gesunde Ernährung, Nikotinverzicht, körperliche Tätigkeit und bei Bedarf eine vernünftige Gabe von Medikamenten sind die Grundpfeiler für eine Risikoverminderung im Alter.

18 *Reaktion und Intellekt – das Gehirn*

Das Gehirn erfüllt eine Vielzahl von Aufgaben, sei es die Verarbeitung von sensorischen Reizen, Aktivierung der Muskulatur, Steuerung der Herz-Kreislauf-Atemfunktionen und des Hormonsystems oder auch Regulation des Wärmehaushaltes und des Hunger-Sättigungs-Gefühls. Neben dieser übergeordneten Steuerung der körperlichen Funktionen ist das Gehirn aber auch Sitz des Intellekts und des Bewusstseins. Hier werden bewusst oder unbewusst Informationen aus den unterschiedlichen Sinneskanälen und dem Gedächtnis aufgenommen, ausgewertet, gedeutet und schließlich Entscheidungen gefällt und in Handlungen gesetzt. Diese Fähigkeit des Gehirns fasst man unter dem Begriff »kognitive Funktion« zusammen. Sprache, abstraktes Denken, Interpretationen jeglicher Art, Aufmerksamkeit und Orientierung, all das fällt unter diesen Begriff. Für den älteren Menschen ist vor allem diese Funktion des Gehirns von besonderer Bedeutung, da es im Alter zu einer physiologischen bis krankhaften Beeinträchtigung der kognitiven Fähigkeiten kommen kann. Dabei ist vor allem die Gedächtnisfunktion gefährdet. Diese lässt sich in das allgemein bekannte Kurzzeit- und Langzeitgedächtnis einteilen.

Ist das Kurzzeitgedächtnis gestört, können sich die Patienten nicht mehr an kurz vorangegangene Unterhaltungen oder Ereignisse erinnern. Im Alter kommt es zu einer unspezifischen und individuell stark unterschiedlich ausgeprägten Abnahme des Kurzzeitgedächtnisses. Das macht sich bemerkbar, indem sich ältere Menschen häufiger wiederholen und zum Beispiel komplexe Vorgänge und Aufgaben schlechter verstehen.

Daneben ist auch das sogenannte Quellengedächtnis im Alter häufig beeinträchtigt. Ein Gesicht, das einem bekannt vorkommt, kann bei einem eingeschränkten Quellengedächtnis nicht genau zugeordnet werden, man kann sich nicht an Namen erinnern. Klassisch ist auch, dass Menschen mit beeinträchtigtem Quellengedächtnis dieselbe Geschichte denselben Personen immer wieder erzählen. Im Gegensatz zum Kurzzeitgedächtnis bleibt das Langzeitgedächtnis unter normalen Bedingungen bis ins hohe Lebensalter erhalten.

Neben dem Kurz- und Langzeitgedächtnis gibt es noch die prospektive Gedächtnisleistung. Diese bezieht sich auf die Fähigkeit, sich an zukünftige Dinge zu erinnern, beispielsweise eine Verabredung einzuhalten. Auch diese Fähigkeit scheint im Alter in unterschiedlichem Ausmaß eingeschränkt zu sein. Dies kann dazu führen, dass man zum Beispiel vergisst, seine Medikamente einzunehmen.

Noch mehr über das Gedächtnis: kristalline und fluide Fähigkeiten

In den Neurowissenschaften wird grundsätzlich zwischen »crystallised oder fluid abilities« der kognitiven beziehungsweise der Gedächtnisfunktionen unterschieden. Kristalline Fähigkeiten stützen sich auf vorhandenes Wissen, Expertise, Bildung sowie kulturellen und sozialen Hintergrund und sind im Langzeitgedächtnis verankert. Sie umfassen auch die Befähigung, das Wissen adäquat umzusetzen. Diese Fähigkeiten nehmen im Laufe des Lebens zu und bleiben im Alter stabil.

Der zweite Typus der kognitiven Fähigkeiten ist der fluide Typ. Dieser Typ bezieht sich auf das Lösen von neuen Problemen, Reaktionsgeschwindigkeit und das Erkennen von komplexen Reaktionen. Als Beispiele seien erwähnt der rasche Wechsel zwischen unterschiedlichen Aufgaben, das schnelle Lösen von Problemen, aber auch, sich in einer komplexen, neuen Struktur zu orientieren. Diese Fähigkeiten werden unter anderem über das Kurzzeitgedächtnis gesteuert und nehmen im Alter, wie bereits oben erwähnt, normalerweise bis zu einem bestimmten Grad ab. Sie werden zudem beeinflusst durch auftretende Krankheiten vor allem des Gehirns (wie zum Beispiel Schlaganfall).

Die Abnahme kognitiver Fähigkeiten im Alter ist individuell sehr unterschiedlich. Dabei ist die Unterscheidung zwischen normalen, altersentsprechenden Veränderungen und einer milden oder leichten kognitiven Störung nicht einfach. Sie ist auch abhängig von dem Grad des Intellekts und des angeeigneten Wissens, das man sich in jüngeren Jahren erworben hat. Ist die Ausgangsbasis hoch, wirkt sich ein kognitiver Abfall im Alter weniger aus als bei einer geringeren Ausgangslage. Ob eine leichte kognitive Störung vorliegt, wird vor allem mit verschiedenen Tests abgeklärt.

Schließlich sollte bedacht werden, dass ältere Menschen über eine höhere soziale Kompetenz verfügen. Sie sind ruhiger, können häufig Situationen besser einschätzen und adäquat darauf reagieren.

Warum wird beziehungsweise reagiert man im Alter langsamer?

Schnelle Reaktion ist in vielen Bereichen des Lebens wichtig, sowohl zu Hause, auf der Arbeit, als auch vor allem im Straßenverkehr. Heutzutage wird angenommen, dass die langsamere Reaktionsfähigkeit im Alter weniger mit der Schnelligkeit der Informationsverarbeitung im Gehirn zu tun hat als mit der Schnelligkeit und Flexibilität der »Exekutionsorgane«, also der Muskeln und Gelenke, die im Alter langsamer reagieren.

Dieses Langsamerwerden im Alter hat aber auch Vorteile, denn durch das langsamere und vorsichtigere Arbeiten sinkt die Wahrscheinlichkeit für Fehler. Ältere Menschen halten sich daher häufiger an die Devise: »Lieber etwa langsamer tun, aber dafür richtig.« Diese Denkweise gehört zu den wertvollen Eigenschaften von älteren Berufstätigen, die neben ihrer Erfahrung auch das sicherere Arbeiten mit einbringen.

Störungen der kognitiven Funktionen

Störungen der kognitiven Funktionen, insbesondere des Gedächtnisses, sind im Alter relativ häufig. Betroffen sind mehr Frauen als Männer sowie Menschen mit einer geringen Bildung. Zu weiteren Risikofaktoren gehören vor allem Gefäßerkrankungen sowie bestimmte genetische Merkmale wie das sogenannte APO-E4-Merkmal. Eine deutliche Störung der kognitiven Fähigkeiten wird als Demenz bezeichnet. Darunter versteht man einen chronisch fortschreitenden Hirnabbau, der mit dem Verlust erworbener Denkfähigkeiten einhergeht. Das bekannteste Beispiel und gleichzeitig die schlimmste Ausprägung ist die Alzheimer-Erkrankung.

Die Vorstufe ist die sogenannte milde oder leichte kognitive

Störung. Zu wichtigen Kriterien der leichten kognitiven Störung gehören, anlehnend an eine Definition von der Mayo-Klinik in den USA:

- eine unter Berücksichtigung des Ausbildungsstandes unterdurchschnittliche Gedächtnisleistung im Vergleich zum Erwartungswert der betreffenden Altersgruppe,
- eine anderweitig nicht wesentlich eingeschränkte intellektuelle Leistungsfähigkeit,
- eine intakte Alltagsbewältigung,
- dass die subjektiv empfundene Gedächtnisstörung möglichst durch eine Bezugsperson bestätigt wird.

Daneben existieren noch andere Definitionen für die leichte kognitive Störung, die neben der Gedächtnisleistung unter anderem auch andere intellektuelle Fähigkeiten, etwa Sprache und Aufmerksamkeit, für die Diagnose berücksichtigen und objektive Tests für die Diagnose vorschreiben.

Allen diagnostischen Kriterien ist gemein, dass sie das Ziel verfolgen, die leichte kognitive Störung einerseits von der physiologisch-normalen Leistungsminderung im Alter abzugrenzen und andererseits eine Demenz auszuschließen. Schwierig ist die Diagnose vor allem bei Personen, die aus einem hohen Niveau in den »normalen« Bereich abgerutscht sind. Außerdem sollten, wie bereits erwähnt, die starken interindividuellen Unterschiede berücksichtigt werden.

Die leichte kognitive Störung ist ein Risikofaktor und das Vorstadium für die Alzheimer-Erkrankung. Aus diesem Grund ist es sehr wichtig, diese Patienten zu erkennen, um dann eventuell, wenn überhaupt möglich, prophylaktische Maßnahmen vorzunehmen. Der Anteil an Alzheimer-Patienten in der Bevölkerung nimmt zu, weil vor allem die Lebenserwartung steigt und damit logischerweise auch das Risiko, im Alter an Demenz zu erkranken. Die Alzheimer-Erkrankung ist bis heute unheilbar und endet nach manchmal jahrelangem Verlauf tödlich. Im fortgeschrittenen Stadium benötigen Alzheimer-Patienten ständige Betreuung und insbesondere Pflege. Die genaue Ursache der Erkrankung ist immer noch unbekannt – trotz der erstmaligen Beschreibung bereits im Jahr 1906. Im Gehirn von Alzheimer-Patienten findet man vermehrt das Amyloid-β-Protein, dem eine zentrale Bedeutung an der Krankheit zugeschrieben wird.

Risikofaktoren für die Alzheimer-Demenz sind ein hohes Lebensalter, genetische Disposition, eine geringere kognitive Reserve (geringes Bildungsniveau) sowie gewisse neurologische Erkrankungen wie Morbus Parkinson. Indirekt sind natürlich alle Faktoren, die eine Verkalkung der Hirngefäße begünstigen auch Risikofaktoren, etwa Rauchen, Bluthochdruck, Hypercholesterinämie oder Diabetes.

Grundsätzlich gilt, dass es bei Vorliegen jeglicher Einschränkung der kognitiven Funktionen, die man selber bemerkt oder die von einer Bezugsperson wahrgenommen wird, wichtig ist, frühzeitig einen Arzt zu kontaktieren, der dann alles weitere wie Diagnostik und Therapie veranlasst.

Mechanismen?

Die genauen Ursachen für die Abnahme gewisser kognitiver Fähigkeiten im Alter sind unbekannt. Mehrere Faktoren werden dabei als mögliche Ursache diskutiert. Eine wichtige Rolle scheint das Zugrundegehen von Nervenzellen vor allem im Hippocampus zu spielen, der Hirnregion, die für Lernprozesse und für das Gedächtnis verantwortlich ist. Dabei könnte eine lebenslange Schädigung von Hirnzellen durch freie Radikale bedeutsam sein. Es wird zum Beispiel angenommen, dass ein ständiger Angriff mit freien Radikalen die vermehrte Ablagerung des Amyloid-ß-Proteins, welches vermehrt bei der Alzheimer-Erkrankung nachweisbar ist, begünstigt. Falls, anlehnend an vor allem experimentelle Studien, freie Radikale ursächlich bei altersabhängigen kognitiven Veränderungen beteiligt sind, würde eine gesunde Ernährung mit reichlich Obst und Gemüse zum Teil vor dem Verfall der Hirnzellen schützen.

Für eine Abnahme der kognitiven Fähigkeiten, vor allem der Gedächtnisfunktion im Alter, wird auch ein Ungleichgewicht des Hormonhaushalts – wie vor allem eine Abnahme der Konzentration an Östrogenen (weibliche Geschlechtshormone) sowie relativ höhere Spiegel des Stresshormons Cortisol – herangezogen.

Neurale Reserve und Plastizität

Eine wichtige Vorstellung in der Altersforschung ist der Gedanke an die neurale Reserve. Der Grundgedanke ist dabei, dass durch eine frühzeitige Aktivierung des Gehirns (Lernen, Gehirnjogging und so weiter) ein Guthaben aufgebaut wird, von dem man im Alter zehren könnte. In der Praxis kommt es in der Tat immer wieder vor, dass kein direkter Zusammenhang zwischen den Symptomen, die ein Patient zeigt, und der organischen Hirnschädigung besteht. Bekannt sind dabei Fälle von Verstorbenen, deren Gehirn deutlichste krankhafte Veränderungen zeigten und die laut Angehörigen und dem Umfeld keinerlei oder nur geringste kognitive Einschränkungen aufwiesen. In diesem Kontext ist es auch berechtigt zu sagen, dass die Hirnentwicklung niemals aufhöre. Lebenslanges Training kann zum deutlichen Aufbau dieser Reserve führen.

So gesehen ist das Gehirn ein plastisches Gebilde, das sich

verändern und optimieren kann. Nervenzellen sind langlebige Zellen, die fast alle vor der Geburt oder kurz danach im Rahmen der Entwicklungsphase gebildet werden. Neuere wissenschaftliche Untersuchungen lassen aber vermuten, dass auch das alte Gehirn bis zu einem bestimmten Grad plastisch ist und zur Neurogenese befähigt ist. Vor allem neue Herausforderungen und regelmäßige geistige Aktivitäten können im Alter wahrscheinlich eine Neubildung von Nervenzellen und Synapsen bewirken.

Was kann man tun?

Seit zwei bis drei Jahrzehnten erforschen Wissenschaftler intensiv einerseits die Risikofaktoren für kognitive Störungen und andererseits die vorbeugenden Maßnahmen, die davor schützen. Die zentrale Frage ist, warum einige Seniorinnen und Senioren im Alter eine hervorragende geistige Leistungsfähigkeit zeigen und andere, die scheinbar ähnliche Voraussetzungen aufweisen, nicht. Klar ist, dass vorbeugend einiges getan werden kann. Dazu gehören Hirntraining – auch unter Gehirnjogging bekannt –, gesunde Ernährung sowie Bewegung und soziale Aktivitäten. Wie eine Lampe ständig mit Öl versorgt werden muss, so gilt es, ständig durch Übung Verstand und Geist zu stärken. Das Gehirn aktivieren, viel Lesen, neues Lernen, Rätsel lösen, sich neues Wissen aneignen, etwa eine neue Fremdsprache erlernen, sind wichtige Maßnahmen, um noch eine relativ gute »Reservekapazität« aufzubauen. Überspitzt formuliert gilt das Prinzip »use it or loose it«, was so viel heißt wie: Verwende dein Gehirn oder du wirst es verlieren (gemeint sind die kognitiven Fähigkeiten). Dies wird in der angloamerikanischen Literatur auch als »Cognitive Enrichment« – kognitive Bereicherung – bezeichnet.

Zahlreiche Studien konnten zeigen, dass Bildung das Risiko für Demenzerkrankungen reduziert. Dass Lernen im Alter möglich ist, wurde für eine Reihe von Fertigkeiten wie zum Beispiel den Erwerb einer neuen Sprache nachgewiesen. Der Lernaufwand und das Lerntempo unterscheiden sich natürlich von denen eines Jüngeren. Einen weiteren günstigen Einfluss hat ein zufriedenstellender und intellektuell fordernder Job. Eine abwechslungsreiche Freizeitgestaltung hat ebenfalls eine schützende Wirkung. Im Großen und Ganzen zeigten die meisten dieser Studien vorteilhafte Effekte wie zum Beispiel Verbesserung der Gedächtnisleistung, des Lernpotentials sowie der Lerngeschwindigkeit. Die Wirkungen des Lernens beziehungsweise von Lernprogrammen konnten auch über radiologische Methoden im Gehirn nachgewiesen werden. Zusammengefasst bedeutet das, dass es sich lohnt, auch im späten Alter »am Ball zu bleiben«.

Neben dem positiven Effekt des Lernens beziehungsweise Hirntrainings spielen noch drei weitere Faktoren eine schützende Rolle vor einem Abfall der kognitiven Fähigkeiten im Alter. Das sind gesunde Ernährung, regelmäßige Bewegung und das Pflegen von sozialen Kontakten.

Bezüglich Ernährung ist es vor allem wichtig, Lebensmittel mit einem hohen Gehalt an Antioxidantien, also Obst und Gemüse zu verzehren ebenso wie Lebensmittel, die reich an Omega-3-Fettsäuren sind.

Bewegung ist gleichermaßen ein wichtiger Faktor. Regelmäßige körperliche Aktivität kann verschiedene kognitive Aspekte günstig beeinflussen. Dazu gehören die Verbesserung der Aufmerksamkeit und der kognitiven Geschwindigkeit sowie Komponenten der fluiden Fähigkeiten wie Planungsfertigkeiten und das Kurzzeitgedächtnis, welche besonders im Alter abnehmen.

Bereits dreimal pro Woche schnelleres Gehen für vierzig bis fünfundvierzig Minuten wirkt sich günstig auf die kognitiven Fähigkeiten von älteren Erwachsenen aus. Beobachtungsstudien lassen ferner vermuten, dass ältere Menschen, die häufig körperlich aktiv sind, im Vergleich zu »trägen« ein geringeres Risiko für die Alzheimer-Erkrankung aufweisen.

Neben gesunder Ernährung und regelmäßiger Bewegung schützen besonders auch soziale Aktivitäten vor einem kognitiven Abfall im Alter, wohingegen Einsamkeit, Isolation und chronische Langeweile das Risiko für eine Beeinträchtigung der kognitiven Fähigkeiten deutlich erhöhen. Auch chronischer negativer Stress beeinflusst die Gedächtnisleistung ungünstig. Er bewirkt eine vermehrte Ausschüttung des Stresshormons Cortisol, welches in hohen Konzentrationen wahrscheinlich Hirnareale schädigt, die vor allem für das Kurzzeitgedächtnis wichtig sind.

Zu jugendlichen Attributen gehören Eigenschaften wie Wissbegier, Dynamik und Flexibilität. Den älteren Menschen schreibt man vor allem Weisheit, Verlässlichkeit, Erfahrung zu, also eher statische Eigenschaften. Sollten Ältere jetzt aggressiver und flexibler werden? Teilweise ist das zu bejahen, weil neue Herausforderungen, das Erlernen von Alltagsfähigkeiten, etwa den Computer/Internet bedienen, die Plastizität des Gehirns fördern können und helfen, eine ordentliche kognitive Reserve aufzubauen, die Mann/Frau vor kognitiven Störungen im Alter schützen kann.

19 *Lästige Verstopfung – der Magen-Darm-Trakt*

Der Magen-Darm-Trakt ist ein langes Röhrensystem, das vom Mund bis zum Enddarm reicht. Seine wichtigste Funktion ist es, die freigesetzten Nährstoffe aus der Verdauung sowie Wasser ins Blut aufzunehmen. Zusätzlich kommt dem Magen-Darm-Trakt auch eine Ausscheidungsfunktion zu. Im Mund wird die Nahrung durch die Kaubewegungen mechanisch zerlegt. Daneben kann auch – in Abhängigkeit von der Verweildauer der Speise im Mund – Stärke durch ein Enzym des Speichels zerlegt werden. Im Speichel befinden sich außerdem einige antiinfektiöse Stoffe, die Erreger neutralisieren können. Auch deswegen ist längeres Kauen wichtig.

Ältere Menschen haben häufig durch Verlust der Zähne ein beeinträchtigtes Kauvermögen. Dazu kommen noch relativ oft Schluckstörungen. Die Ursachen hierfür sind strukturelle Veränderungen im Rachen und oberen Speiseröhrenbereich, beispielsweise trockene Schleimhäute und Elastizitätsverlust des Bindegewebes sowie neurologische und psychosoziale Faktoren. Schließlich sind eine Verminderung beziehungsweise Störung des Geschmackssinnes, aufgrund verschiedener Einflüsse, etwa Nebenwirkung von Medikamenten, im Alter nicht selten. Diese Veränderungen können dazu führen, dass vor allem Hoch- und Höchstbetagte weniger essen und daher ein höheres Risiko für einen Nährstoffmangel aufweisen.

Im Magen wird die Nahrung durch heftige Magenbewegungen weiter zerlegt und mit saurem Magensaft benetzt. Dieser ist notwendig, um Eiweiß vorzuverdauen. Er enthält außerdem noch einen Stoff, der für die Resorption des Vitamin B_{12}

wichtig ist. Ferner bildet das saure Milieu im Magen einen Schutz vor eindringenden Krankheitserregern. Im Alter kann es aufgrund eines deutlichen Rückgangs der Magenschleimhaut, zum Beispiel durch eine jahrelange Gastritis, zu einer reduzierten Bildung des Magensaftes kommen. Dadurch können die Verdauung und damit auch die nachfolgende Aufnahme von Nährstoffen, beispielsweise von Eisen, beeinträchtigt sein. Aufgrund der verminderten Aufnahme des Vitamin B_{12} kann sich eine Blutarmut entwickeln.

Durch den Einfluss des Pankreassaftes, der eine Reihe von Verdauungsenzymen enthält, findet im oberen Dünndarm die Zerlegung der Makronährstoffe, also von Eiweiß, Kohlenhydraten und Fett, statt. Für die Verdauung und nachfolgende Aufnahme von Fett werden ferner Gallensäuren benötigt.

Obstipation

Die chronische Obstipation, also eine länger dauernde Verstopfung, zählt zu den häufigsten Beschwerden bezüglich des Magen-Darm-Traktes, die von älteren Menschen geäußert werden. Neben einem altersbedingten verminderten Bewegungsvermögen des Darmtraktes sind vor allem ungünstige Ernährungs- und Essgewohnheiten sowie Bewegungsmangel ursächlich bei der Entstehung der Obstipation beteiligt. Daneben können zahlreiche psychische und körperliche Krankheiten der Grund für die Obstipation sein. Daher sollten sowohl eine länger dauernde Verstopfung als auch generell neu auftretende Auffälligkeiten des Stuhlverhaltens vom Arzt abgeklärt werden. Nur so ist gewährleistet, dass fortschreitende Krankheiten im Frühstadium erkannt werden.

Körperliche Aktivität steigert die Darmbewegung, wohingegen eine Bewegungsarmut das Gegenteil bewirkt und somit das

Risiko für eine Obstipation steigert. Eine ballaststoffreiche Kost ist als vorbeugende Maßnahme sehr wichtig. Die Obstipation wird noch zusätzlich begünstigt durch einen Flüssigkeitsmangel, der im Alter, aufgrund von veränderten Trinkgewohnheiten ebenfalls häufig zu beobachten ist.

Durch eine unkontrollierte Einnahme von Abführmitteln, aber auch durch harnentwässernde Medikamente kann der Elektrolythaushalt gestört werden, was ebenfalls die Darmbewegungen und damit die Stuhlbildung negativ beeinflusst. Generell steigt mit der Zahl der eingenommenen Medikamente die Wahrscheinlichkeit, dass eines der Medikamente als Nebenwirkung eine Obstipation hervorruft.

Abgrenzen sollte man die klassische Verstopfung vom Reizdarmsyndrom, bei dem ebenfalls psychische Komponenten und Schmerzen zum Krankheitsbild gehören.

Bevor die Obstipation therapiert wird, sollten zunächst Krankheiten, insbesondere des Magen-Darm-Trakts, ausgeschlossen werden. Als weiterer Schritt sind Änderungen der Lebensgewohnheiten wichtig. Dazu gehören regelmäßige Bewegung, eine ballaststoffreiche, gesunde Kost und ausreichende Flüssigkeitszufuhr. Gerade bei den Ballaststoffen ist es wichtig, dass der Patient gleichzeitig auch viel trinkt.

20 *Die Haut – der Spiegel des Alters*

Die äußere Haut besteht aus drei Hauptschichten. Ganz oben liegt (logischerweise) die Oberhaut (Epidermis), darunter die Lederhaut (die Dermis) und dann die Unterhaut (die Subcutis).

Die Epidermis ist aus zahlreichen, übereinanderliegenden Zellen aufgebaut. Diese Zellen bilden ein sogenanntes Plattenepithel, das außen durch eine Hornschicht begrenzt wird. Die Dermis dient der Verankerung der Epidermis. Von hier aus wird auch über kleine Kapillaren die Epidermis mit Nährstoffen versorgt. Im unteren Abschnitt liegen Talg- und Schweißdrüsen. Die Subkutis ist gut durchblutet und enthält das subkutane Fettgewebe. In die Haut eingelagert finden sich Melanozyten, welche das Pigment Melanin enthalten, und zahlreiche Sinneszellen, über die verschiedenste Arten von Reizen – sei es Temperatur, Schmerz, Berührung, Druck oder Vibration – aufgenommen und über Nervenfasern in Richtung Rückenmark und Gehirn weitergeleitet werden.

Neben den sensorischen Funktionen erfüllt die Haut noch andere Aufgaben:

1. Die Haut bildet eine wichtige äußere Schutzschicht. Eine intakte Haut verhindert das Eindringen von Krankheitserregern und anderen schädlichen Stoffen. Eine intakte äußere Haut schützt aber auch vor starken Flüssigkeits- und Eiweißverlusten.
2. Die Haut spielt eine sehr wichtige Rolle im Wärmehaushalt. Über die Blutgefäße gelangt Wärme, die ständig im Körperkern gebildet wird, an die Haut und wird dann nach außen abgeführt.
3. Die Haut dient auch als Schutzschild vor der schädlichen UV-Strahlung. Dabei absorbiert und reflektiert sowohl die Behaarung als auch die Hornschicht einen Teil der Strahlung. Durch die Aufnahme von UV-Strahlung durch das Melanin kommt es zur charakteristischen Pigmentierung der Haut, die dieser einen braunen Farbton verleiht.

4 In der Haut wird auch – unter Beteilung der UV-(B)-Strahlung – die Synthese des Vitamin D eingeleitet, welches eine wichtige Funktion im Calcium- und Knochenstoffwechsel besitzt.
5 Die Talgdrüsen bewirken eine vermehrte Abgabe von Fett, was die Haut geschmeidig hält.

Die exponierte Lage der Haut bewirkt, dass Altersveränderungen an diesem Organ für jeden sichtbar auftreten. In Abhängigkeit von der Körperregion finden sich unterschiedliche Ausprägungen der Hautalterung an lichtgeschützten und lichtexponierten Bereichen. Anlehnend an die verschiedenen Theorien des Alterns, spielen auch bei der Hautalterung verschiedene Faktoren eine Rolle. Dazu gehören beispielsweise die altersbedingte Abnahme an Geschlechtshormonen, vor allem bei Frauen in der Menopause, sowie die schädigende Wirkung der UV-Strahlung.

Grundsätzlich wird die durch UV-Strahlung verursachte Hautalterung in der Wissenschaft auch Photoaging genannt. Dabei spielt vor allem eine Aktivierung von bindegewebsabbauenden Enzymen durch UV-Strahlung eine Rolle. Diese bauen Kollagen, die wichtigste Komponente des Bindegewebes, ab. Außerdem entstehen durch das UV-Licht vermehrt zellschädigende freie Radikale, die das antioxidative System in der Haut aufbrauchen und bei der Hautalterung ebenfalls eine wichtige Rolle spielen. Das Ausmaß der Lichtalterung variiert individuell und hängt unter anderem von den verschiedenen Hauttypen ab.

Das Sonnenlicht besteht aus drei UV-Spektren, UV-A, UV-B und UV-C. Das extrem kurzwellige UV-C Licht (100 – 280 Nanometer Wellenspektrum) wird (»noch« muss man sagen) durch die Ozonschicht gefiltert und hat daher (noch) keine Bedeutung für die Haut. Das kurzwellige Spektrum (280–320 Nanometer Wellenlänge) gelangt nur in die oberen Hautschichten und verursacht die typische Rötung beziehungsweise Sonnenbrände. Außerdem ist es wichtig für die Bildung von Vitamin D (siehe Kapitel 23). Längerwelliges UV-A Licht (320–400 Nanometer Wellenlänge) durchdringt auch tiefere Schichten und ist hauptverantwortlich für die Lichtalterung. Neben dem nachteiligen kosmetischen Effekt des UV-Lichtes schädigt UV-Licht auch die Erbsubstanz vor allem durch die Bildung von freien Radikalen, und es behindert die Reparatur der geschädigten DNA durch Überschneidung mit anderen Reparaturenzymen und Beeinträchtigung des Hautimmunsystems. Aus diesen Gründen wirkt UV-Licht auch kanzerogen und erhöht das Risiko für Hautkrebs.

Kann man etwas gegen Hautalterung tun?

Gesunde Ernährung schützt die Haut auf vielfältige Weise. Vor allem Obst und Gemüse enthalten viele antioxidative Stoffe, die effizient zellschädigende freie Radikale in der Haut abfangen können. Daneben ist verständlicherweise eine effektive und sehr wichtige Maßnahme, dem Hauptstressor Sonnenlicht nicht zu lang ausgesetzt zu sein und sich mit Sonnencremes mit hohem Lichtschutzfaktor vor Sonneneinstrahlung zu schützen. Dadurch wird nicht nur der Alterungsprozess in den lichtexponierten Stellen der Haut verzögert. Es sinkt auch das Risiko für Hautkrebs.

Ganz meiden sollte man das Sonnenlicht allerdings nicht. Zum einen haben Sonne und das Tageslicht einen positiven Einfluss auf die Psyche. Nicht umsonst bekommen viele Menschen im Winter den »Blues«. Zweitens muss bedacht werden, dass für die Bildung von Vitamin D im Körper UV-Licht benötigt wird. Vitamin D findet sich nur in wenigen Lebensmitteln, so dass der Mensch auf eine adäquate Vitamin-D-Synthese im Körper angewiesen ist. Bei einem Mangel an Vitamin D steigt vor allem das Risiko für Knochenschwund und Knochenbrüche. Ältere Menschen weisen eine altersbedingte geringere Vitamin-D-Synthese auf, so dass sie besonders auf Sonnenlicht angewiesen sind.

Rauchen fördert die Hautalterung, so dass sich ein Nikotinverzicht positiv auf die Haut auswirkt. Rauchen schädigt die Haut über drei Mechanismen. Erstens wird die Versorgung der Haut mit Nährstoffen und Sauerstoff durch eine Verminderung der Durchblutung eingeschränkt. Die Rauchinhaltsstoffe wirken zweitens giftig gegenüber Bestandteilen der Haut wie dem Kollagen und dem Elastin. Und drittens begünstigt Rauchen die vermehrte Bildung von freien Radikalen, welche Biomoleküle in der Haut schädigen können.

Was hilft noch?

Propagiert werden Hormone, Nahrungsergänzungsmittel oder auch lokale Anwendung über Cremes und so weiter. Vieles, was bislang behauptet wurde, konnte jedoch in wissenschaftlichen Untersuchungen nur teilweise oder gar nicht bestätigt werden. Eine gut durchgeführte Studie bei Frauen in der Menopause zeigte beispielsweise keine vorteilhaften Wirkungen einer niedrig dosierten Hormonersatztherapie auf die Gesichtsalterung. Im Gegensatz dazu ist eine relativ effiziente Maßnahme, um die Symptome der lichtexponierten Altershaut von Elastizitätsverlust bis Faltenbildung zu behandeln, die Gabe von Vitamin-A-Säure-Abkömmlingen über lokal anzuwendende Präparate. Vitamin A ist nicht nur wichtig für den Sehvorgang, sondern auch für das Wachstum sowie die Funktion und den Aufbau von Haut und Schleimhäuten. Aus Letzterem erklärt sich die günstige Wirkung von Vitamin-A-Säure auf die Hautalterung.

Neben der Vitamin-A-Säure können unter Umständen auch positive Effekte durch die oberflächliche Anwendung von Vitamin-C-haltigen Cremes erzielt werden. Vitamin C kann effizient freie Radikale eliminieren und ist lebenswichtig für die Bildung und Stabilisierung von Kollagen. Außerdem hilft es bei der Regeneration von Vitamin E, das ebenfalls ein starkes Antioxidans ist.

Und Polyphenole?

Polyphenole gehören zu den gesundheitsfördernden Nährstoffen. Sie sind zwar nicht lebenswichtig und werden daher auch als sekundäre Pflanzenstoffe bezeichnet, sind jedoch unter anderem potent antioxidativ wirksam und können daher effizient freie Radikale eliminieren. Sie finden sich vor allem in Obst und Gemüse, aber auch in grünem Tee und dunkler Schokolade. In vereinzelten Studien, die hauptsächlich in der Gewebekultur oder bei Versuchstieren durchgeführt wurden, konnte gezeigt werden, dass grüner Tee beziehungsweise Grün-Tee-Extrakte eine schützende Wirkung auf die durch UV-Strahlung verursachte Schädigung der Haut(zellen) aufweisen. Außerdem wird angenommen, dass grüner Tee die regenerative Kapazität des Hautepithels verbessert. Obwohl die Studienlage beim Menschen bislang noch dürftig ausfällt, ist eine schützende Wirkung von grünem Tee auf die Haut durchaus denkbar. Grüner Tee schützt aufgrund seiner großen antioxidativen Kapazität wahrscheinlich auch andere Organsysteme, etwa die Gefäße, vor Freien-Radikal-Angriffen, so dass ein regelmäßiger Genuss durchaus empfohlen werden kann.

Ein wenig zurückhaltender sollte man mit dem Verzehr von dunkler Schokolade sein. Ähnlich wie grüner Tee weist aber auch Kakaomasse einen hohen Gehalt an Polyphenolen auf. In einer Studie bei Frauen wurde die Wirkung eines zwölfwöchigen Verzehrs von flavanolreicher Kakaomasse (Flavanol ist das Hauptpolyphenol im Kakao) auf die Haut überprüft. Dabei konnte gezeigt werden, dass Frauen, die hohe Mengen Kakao-Polyphenole zugeführt hatten, eine glättere Haut aufwiesen als diejenigen, die wenig Kakao-Polyphenole verzehrten hatten. Die Hautdurchblutung, die Hautreaktionen auf UV-Strahlung und der Hydrationszustand waren ebenfalls besser in der Polyphenol-Gruppe. Hohe Mengen an Flavanol-Polyphenolen kommen in der dunklen Schokolade vor. Der Nachteil der Schokolade liegt auf der Hand – hoher Energie- und Fettgehalt. Gegen 50 Gramm pro Tag (mindestens 70 Prozent Kakaoanteil) ist, wenn man nicht deutlich übergewichtig ist, aber absolut nichts einzuwenden.

21 *Energiehaushalt*

Bei vielen Menschen variieren Größe und Zusammensetzung von Mahlzeiten nicht nur täglich, sondern auch von einer Mahlzeit zur anderen. Trotz dieser kurzfristigen Variationen in der Energiebilanz stimmen bei den meisten Menschen Energieaufnahme und Energieumsatz ziemlich präzise über eine längere Periode überein, so dass das Körpergewicht auch über längere Zeitabschnitte relativ konstant bleibt. Dieses Phänomen wird Energiehomöostase genannt. Im Hypothalamus des Gehirns wird die Nahrungsaufnahme durch ein Regulationszentrum für Hunger und Sattheit gesteuert. Dieses erhält ständig über Nerven oder sogenannte Sättigungshormone Informationen über Magendehnung, Aussehen und Zusammensetzung der Nahrung sowie über Verdauung und die Größe der Fettspeicher und reagiert darauf mit Stimulation oder Hemmung der Nahrungsaufnahme.

Im Alter ist insbesondere die Fähigkeit, die Energieaufnahme zu regulieren, gestört. Was damit gemeint ist, soll anhand einer Untersuchung von Susan B. Roberts und Mitarbeitern aus dem Jahre 1994 erklärt werden. Dabei ernährten sich junge und ältere Männer in zwei Testphasen über jeweils drei Wochen einmal energiereich und ein anderes Mal energiearm. Im Anschluss an die beiden Testperioden konnten sich die Testpersonen wieder frei nach Lust und Laune ernähren. Dabei zeigte sich, dass die jüngeren Versuchsteilnehmer ihre Energieaufnahme im Anschluss an die Testphasen viel besser ausgleichen konnten als die älteren. Nach der energiereichen Testphase aßen sie wieder weniger und nach der energiearmen mehr. Die älteren Versuchsteilnehmer aßen nach den jeweiligen Testphasen eine Zeitlang zu viel beziehungsweise zu wenig. Die jüngeren konnten dementsprechend ihr Körpergewicht nach den beiden Testperioden in sieben Wochen wieder normalisieren, wohingegen den älteren dies nicht sofort gelang. Als Grund für diese unterschiedlichen Regulationen wird vor allem ein gestörtes Hungerverhalten im Alter angenommen.

Dabei zeigten Untersuchungen, dass Ältere nach Fastenperioden beziehungsweise experimentellen Phasen der geringen Energiezufuhr ein zu geringes Hungergefühl aufwiesen, obwohl sie deutlich an Gewicht abnahmen. Ältere Menschen zeigen häufig auch ein besonders ausgeprägtes Sättigungsgefühl nach einer Standardmahlzeit. Das sind wichtige Gründe, warum ältere Menschen, insbesondere über dem fünfundsiebzigsten Lebensjahr, häufig abnehmen und durch die geringere Energiezufuhr ein höheres Risiko für einen Nährstoffmangel aufweisen. Die geringere Energiezufuhr bei Betagten könnte auch Resultat höherer Insulinspiegel sein. Insulin gehört zu den Hormonen, die im Gehirn Sattheit hervorrufen. Weitere Faktoren, die Gründe für eine geringere Energiezufuhr im Alter sein können, sind

- eine langsamere Magenentleerung und damit verbunden eine verlängerte Magendehnung und ein verzögertes Sättigungsgefühl,
- höhere Spiegel an Sättigungshormonen im Blut,
- verminderte Geschmacks- und Geruchsempfindung und daher unter Umständen »weniger Spaß« beim Essen.

Aber auch Krankheiten wie Depression, Schluckbeschwerden, Magengeschwüre oder Krebs können zusätzlich zu Nebenwirkungen von Medikamenten hier eine Rolle spielen.

Ältere Menschen ernähren sich aus verschiedenen Gründen auch nicht so abwechslungsreich wie jüngere. Ein Grund ist vor allem eine beeinträchtigte Geschmacks- und Geruchsempfindung. Außerdem leben ältere Menschen häufig einsam und allein. Die Energiezufuhr bei einer Mahlzeit fällt geringer aus, wenn allein gegessen wird statt in Gesellschaft. Menschen sind eine gesellige Spezies und gewohnt, ihre Mahlzeiten in Gesellschaft einzunehmen. Verlust von Angehörigen oder eine körperliche Beeinträchtigung führen häufig dazu, dass ältere Menschen unabsichtlich einsam werden und ihre Mahlzeiten allein zu sich nehmen müssen.

Neben dem unterschiedlichen Hunger- und Essverhalten kommt es beim älteren Menschen in der Regel auch zu einer Abnahme des Grundumsatzes (das ist der basale Energieverbrauch im Ruhezustand) und damit auch des Energiebedarfs.

22 Sinnesorgane

Geschmack

Die Sinneszellen für die Geschmackswahrnehmung sind beim Menschen in Geschmacksknospen angeordnet, die sich vor allem am vorderen, seitlichen und hinteren Teil auf der Zunge in den Geschmackspapillen, aber auch in den Schleimhäuten der Mundhöhle befinden. Jede Knospe enthält zehn bis fünfzig Sinneszellen. Der Erwachsene besitzt etwa 3000 bis 5000 Geschmacksknospen. Sogenannte »Superschmecker« weisen eine deutlich höhere Zahl an Geschmacksknospen und können Geschmäcke besonders schnell erkennen.

Der Mensch kann fünf verschiedene Geschmacksqualitäten voneinander unterscheiden, so dass auch fünf verschiedene Arten von Geschmackssinneszellen existieren. Neben den vier bekannten Qualitäten süß, sauer, salzig und bitter kennt man in der Wissenschaft auch die Qualiät umami, die vor allem durch den Geschmacksverstärker Mononatriumglutamat vermittelt wird. Geschmack ist nicht nur wichtig für die Freude am Essen, sondern er hat auch eine Schutzfunktion. Vor allem die Empfindung des Bittergeschmacks, der die niedrigste Erkennungsschwelle aufweist, spielt hier eine besondere Rolle. Neben diesen klassischen fünf Geschmacksrichtungen »schmecken« wir beziehungsweise nehmen wir auch andere Geschmacksnuancen wahr, zum Beispiel süßsauer. Außerdem existiert eine intensive Kooperation des Geschmackssinnes mit dem Geruchssinn. Deutlich wird diese Zusammenarbeit bei schweren Erkältungen, wenn man mit verstopfter Nase keine Geschmackseindrücke jenseits der Grundkategorien mehr wahrnimmt.

Die Geschmackszellen sind verbunden mit Nervenzellen, welche dem Gehirn mitteilen, ob wir gerade Salzstangen essen oder eine zuckersüße Torte verspeisen. Dabei wird nicht nur das Hirnareal, das für die Erkennung der Geschmacksrichtung verantwortlich ist, aktiviert, sondern auch Hirnareale, die die emotionale Komponente des Geschmacks vermitteln.

Im Alter ist die Geschmackswahrnehmung beeinträchtigt. Dabei erhöht sich vor allem die Schwelle, bei der die einzelnen Geschmacksrichtungen, in erster Linie der Salzgeschmack, erkannt werden. Als Ursache wurde ursprünglich eine deutliche Abnahme der Geschmacksknospen angenommen. Neuere Untersuchungen lassen aber vermuten, dass die Funktionalität der existierenden Sinneszellen abnimmt. Außerdem können viele Medikamente die Geschmackswahrnehmung negativ beeinflussen. Daneben beeinträchtigen Krankheiten der Atemorgane, der Nase und Nasennebenhöhlen, die Geschmacks-, aber auch vor allem die Geruchswahrnehmung. Durch die reduzierte Sinneswahrnehmung ist die kephale Phase der Verdauung beeinträchtigt. Diese bezieht sich auf die Anregung der Abgabe von Magensaft oder auch Bauchspeicheldrüsensekret durch den Geschmack, Geruch, Vorstellung oder Anblick einer Speise. Vor allem gut schmeckende Speisen haben einen starken Einfluss auf die Magensaftabgabe.

Geruch

Im Tierreich ist der Geruchssinn von existentieller Bedeutung. Riechsignale steuern hier die Orientierung, die Nahrungssuche, das Geschlechtsverhalten und die soziale Organisation. Auch beim Menschen steuern Riechsignale von Geburt an viele Aspekte des täglichen Lebens. Neugeborene zum Beispiel erkennen die Mutterbrust durch einen charakteristischen Duft, der in der Nähe der Brustwarzen abgegeben wird. Jeder Mensch hat einen genetisch programmierten Eigengeruch. Innerhalb der Verwandtschaft besteht daher ein ähnliches Geruchsprofil. Noch vor der Geburt sind Düfte am Zeugungsvorgang beteiligt. Zum einen ziehen sogenannte Pheromone, zum Beispiel Düfte aus dem Achselschweiß des Mannes, den Partner an. Pheromone können zusätzlich auch den Zyklus der Frau steuern. Sogar Spermien können interessanterweise Düfte identifizieren. Dies hilft ihnen, die Eizelle zu finden.

Ähnlich wie der Geschmackssinn warnt auch der Geruchssinn Mensch und Tier vor Gefahren aus der Umwelt. Die hochgiftige Substanz Schwefelwasserstoff (H_2S) zum Beispiel hat eine sehr niedrige Geruchsschwelle und wird daher bei geringsten Mengen bereits wahrgenommen.

Düfte aktivieren das Riechorgan, das sich in der oberen Nasenhöhle befindet. Düfte beziehungsweise Moleküle müssen, damit sie wahrgenommen werden können, flüchtig sein, ein geringes Molekülgewicht aufweisen und zur Aufnahme an den Riechsinneszellen eine gewisse Wasser- und Fettlöslichkeit besitzen. Bei jedem Atemzug strömen Duftsstoffe aus der Umgebung über den Mundraum zum Riechepithel. Bei ruhiger, langsamer Atmung gelangen nur geringe Mengen in die Riechschleimhaut. Durch Schnüffeln hingegen können größere Mengen an Duftstoffen die Riechschleimhaut erreichen.

Im menschlichen Riechepithel befinden sich neben den Sinneszellen auch mehrere Millionen Nervenzellen. Einige Tiere, wie zum Beispiel Hunde, verfügen über weitaus mehr Nervenzellen, die Duftreize aufnehmen und weiterleiten. Daher werden Menschen auch als Mikrosmatiker und Hunde als Makrosmatiker bezeichnet.

Über die Sinneszellen werden die Geruchseindrücke über Nervenbahnen zum Riechhirn und von dort in verschiedene Hirnareale weitergeleitet. Einer der Informationswege führt vom Riechhirn direkt zum Mandelkern. Er ist Teil des sogenannten limbischen Systems, einem entwicklungsgeschichtlich alten Hirnareal. Im Mandelkern erzeugen die eintreffenden Duftinformationen Emotionen wie Freude, Wohlbefinden oder auch Ekel. Der Geruch von Kaffee beispielsweise ruft bei vielen Menschen ein wohliges Gefühl hervor.

Defizite in der Geruchs- und/oder Geschmackswahrnehmung sind zwar nicht lebensbedrohlich wie Herzkrankheiten oder Diabetes, aber sie können unsere Lebensqualität deutlich einschränken. Der Geruchssinn ist wichtig für das Lustgefühl beim Essen, und Menschen mit einer Beeinträchtigung haben daher nicht dieselbe Lustwahrnehmung beim Essen wie Gesunde. Bei Älteren wurde im Vergleich zu Jüngeren eine geringere Anzahl an Riechnervenzellen gefunden. Es wird geschätzt, dass über sechzig Prozent der Menschen der über Achtzigjährigen eine Beeinträchtigung des Geruchssinns aufweisen.

Der Geruchssinn hat noch eine andere Bedeutung für den älteren Menschen. Gerüche werden auch mit Erinnerungen assoziiert. Der große Schriftsteller Marcel Proust hat in seinem Monumentalwerk *Auf der Suche nach der verlorenen Zeit* diesen Zusammenhang auf poetische Weise beschrieben: »Aber wenn von einer lang zurückliegenden Vergangenheit nichts mehr übrig ist, (…) verweilen ganz alleine (…) der Geruch und der Geschmack noch lange Zeit, (…) und tragen, ohne zu wanken, auf ihren kaum wahrnehmbaren Papillen den ungeheuren Bau der Erinnerung.« (Aus: Marcel Proust: *Combray,* Band 1)

Das Alter wird durch Erinnerungen geprägt, und Erinnerungen prägen das Alter. Düfte spielen dabei eine wichtige Rolle, sei es ein gutes Essen, ein Parfum, mit dem schöne Augenblicke assoziiert sind, oder auch ein Spaziergang in einem Blumenfeld.

Sehen

Für den Menschen hat der Lichtsinn eine große Bedeutung, der ihm wie anderen visuell ausgerichteten Lebewesen eine sichere Orientierung ermöglicht. Wir nehmen Licht im Bereich von etwa vierhundert bis siebenhundertfünfzig Nanometern Wellenlänge wahr. Ins Innere des Auges gelangt das Licht durch die Hornhaut und die Pupille. Sie ist die kreisförmige Öffnung der farbigen Regenbogenhaut, der Iris. Durch Aktivierung oder Entspannung der Muskelfasern in der Iris kann die Pupille vergrößert und verkleinert werden. Dieser Vorgang, der das Auge an die Helligkeit der Umgebung anpasst, heißt Adaptation. Hinter der Iris befindet sich die elastische Augenlinse, die an Bändern aufgehängt ist. Im Alter kann es zu Veränderungen des Wassergehalts und Verdichtungen der Struktur der Linse kommen, so dass die Linse getrübt wird.

Dieses Krankheitsbild wird auch Katarakt oder grauer Star genannt. Die ersten Anzeichen sind eine erhöhte Empfindlichkeit gegenüber Blendungen, beispielsweise nachts beim Autofahren, oder auch ein Verblassen der Farbwahrnehmung, verstärkte Kurzsichtigkeit oder verschwommenes Sehen. Die einzig wirksame Behandlung ist ein operatives Entfernen der Linse und Einsetzen einer Ersatzlinse. Als Hauptursachen für den Katarakt werden neben genetischen Gründen auch der schädliche Einfluss des UV-Lichts und Diabetes angenommen.

Im Alter nimmt ebenfalls die Elastizität der Linse ab. Dadurch fällt es den Älteren schwer, vor allem in der Nähe zu sehen, eine Lesebrille muss her. Durch die Linse gelangt das Licht in das Augeninnere und trifft auf die Netzhaut. Hier finden sich eine Reihe von unterschiedlichen Zellen, die die eintreffenden Lichtimpulse in elektrische Erregung umwandeln. Über Nervenbahnen wird dann der Reiz ins Sehzentrum im hinteren Bereich des Gehirns fortgeleitet.

In der *Fovea centralis*, eine im Zentrum des sogenannten Gelben Flecks (*Macula lutea*) gelegene Einsenkung, befindet sich auch der Ort des schärfsten Sehens. Im Alter steigt das Risiko für eine Degeneration der *Macula lutea*. Eine ausgeprägtere Degeneration führt zur Erblindung an dem betroffenen Auge. Bei der Entstehung der Krankheit spielen verschiedene Faktoren eine Rolle. Ein erhöhtes Risiko besteht vor allem bei positiver Familienanamnese, das heißt, wenn ein oder beide Elternteile von dieser Krankheit betroffen waren. Daneben scheint oxidativer Stress eine wichtige Ursache zu sein. Alles, was mit oxidativem Stress beziehungsweise einer vermehrten Bildung von schädlichen freien Radikalen einhergeht, erhöht dementsprechend das Risiko. So stellt Rauchen einen wesentlichen Risikofaktor dar. Durch einen gesunden Lebensstil, also gesunde Ernährung mit viel antioxidantienreichem Obst und Gemüse, regelmäßige, nicht übertriebene Bewegung und Nikotinkarenz, kann man seine Radikalbelastung niedrig halten.

Gewisse Gemüsesorten, vor allem etwa Brokkoli und Karotten, enthalten neben antioxidativ wirksamen Vitaminen auch reichlich die Carotinoide Lutein und Zeaxanthin, welche sich in reichlichen Mengen in der *Makula lutea* befinden. Daher kann eine großzügige Zufuhr von carotinoid-reichem Gemüse unter Umständen ebenfalls eine schützende Wirkung haben. Die Wirksamkeit der Nahrungsergänzungsmitteln wie Vitamin C, E, Betacarotin oder Zink, um die Entstehung der Krankheit zu verhindern, wird in der wissenschaftlichen Literatur noch widersprüchlich beschrieben. Hier kann also keine eindeutige Empfehlung ausgesprochen werden.

Hören

Das Ohr ist das empfindlichste Sinnesorgan des Menschen. Schallwellen treffen auf das Trommelfell und werden dann durch die Gehörknöchelchen-Kette des Mittelohres auf das Innenohr übertragen. Die Sinneszellen des Innenohres, die sogenannten Haarzellen, übersetzen in weiterer Folge das mechanische Signal des Schalls in eine elektrische Sprache, die das Gehirn verstehen kann. Bei etwa zwanzig Prozent der Vierzig- bis Fünfzigjährigen lässt sich eine Hörbeeinträchtigung nachweisen. Bei den Siebzig- bis Achtzigjährigen steigt dieser Anteil auf fünfundsiebzig Prozent. Die Einbußen sind vor allem bei höherfrequenten Tönen zu sehen. Es kommt zu Schwierigkeiten im Verständnis von Gesprächen, besonders bei lauten Umgebungsgeräuschen. Da es zusätzlich zu einer Abnahme der kontrollierten Aufmerksamkeit kommt, fällt es vielen Älteren schwer, sich an Gesprächen in lauten Umgebungen wie Restaurants und Bars zu beteiligen. Das Sprachverständnis leidet speziell bei lauter Umgebung, wenn mehrere Personen am Gespräch teilnehmen oder wenn der Inhalt des Gesprächs neu ist.

23 *Der Knochen wird es dir danken*

Zu Zeiten der Jäger und Sammler war ein effizientes Bewegungssystem lebenswichtig, um zu jagen und dem Feind zu entkommen. Heute sind physische Fitness und ein stabiler Bewegungsapparat für den älteren Menschen wichtig, um unabhängig zu sein und sich vor Stürzen und Knochenbrüchen zu schützen.

Eine der häufigsten Alterserkrankungen ist die Osteoporose, auch Knochenschwund genannt. Daher werde ich in diesem Kapitel näher auf die Physiologie des Knochens und damit verbunden die Osteoporose eingehen.

Wie ist der Knochen aufgebaut?

Der Knochen besteht aus anorganischen und organischen Bestandteilen sowie Wasser. Den Hauptanteil der organischen Bestandteile machen Kollagenfasern aus. Kollagen ist das Strukturprotein (Eiweiß) des Bindegewebes. Es ist das am häufigsten vorkommende Protein im menschlichen Körper und zeichnet sich durch enorme Zugfestigkeit und extrem hohe Dehnbarkeit aus. Die Stabilität des Knochens gegen Druck, Zug, Biegung und Torsion (Drehung um sich selbst) beruht jedoch auf der Einlagerung von anorganischen Bestandteilen in die organische Matrix. Bei den anorganischen Bestandteilen des Knochens handelt es sich in erster Linie um Hydroxylapatit, ein Molekül, das aus Calcium und Phosphor zusammengesetzt ist. Die Hydroxylapatit-Kristalle legen sich an die Kollagenfasern an und stabilisieren sie auf diese Weise. Die Bedeutung des Calciums für den Knochen ist durch diesen wichtigen Mechanismus erklärbar. Neben dem Hydroxylapatit finden sich noch andere anorganische Verbindungen mit insbesondere Fluor und Magnesium im Knochen.

Der Knochen lebt

Das Knochengewebe ist lebendes Material mit einer intensiven Stoffwechselaktivität. Im Laufe des Lebens vollzieht sich ein ständiger Auf- und Abbau von Knochensubstanz. Im Kindes- und Jugendalter überwiegt der Knochenaufbau, so dass die Knochen größer, schwerer und dichter werden. Die höchstmögliche Knochendichte (sogenannte Spitzenknochenmasse, *peak bone mass*) endet zwischen dem zwanzigsten und dreißigsten Lebensjahr. Bis zum vierzigsten Lebensjahr bleibt die Knochendichte mehr oder minder konstant. Danach kommt es zu einem zunehmenden Verlust der Knochenmasse. Bei Frauen ist nach der Menopause der jährliche Knochenabbau durchschnittlich höher als bei Männern. Der Grund liegt darin, dass die günstigen Wirkungen der Östrogene auf die Knochen wegfallen. Ab etwa dem siebzigsten Lebensjahr verlieren Männer und Frauen jährlich ungefähr gleich viel an Knochenmasse.

Welche Nährstoffe braucht der Knochen?

Calcium: Calcium stellt die wichtigste Bausubstanz im Knochen dar. Mehr als neunundneunzig Prozent des Calciums im Körper befinden sich im Knochen (ungefähr ein Kilogramm). Je mehr Calcium in den Knochen eingebaut wird, umso fester und dichter ist die Knochenstruktur beziehungsweise Knochendichte. Daher verbessert eine gute Calciumversorgung im ersten Lebensabschnitt, in dem Knochensubstanz aufgebaut wird, die Knochendichte und vermindert das Risiko für Osteoporose. Calcium kommt in reichlichen Mengen fast ausschließlich nur in Milch und Milchprodukten vor. Daher empfehlen die renommierten

Ernährungsgesellschaften eine tägliche reichliche Zufuhr von Milch beziehungsweise vor allem Milchprodukten wie Joghurt, Quark und Käse.

Vitamin D: Der Mensch ist in der Lage, selbst Vitamin D zu bilden. Ausgangspunkt der Vitamin-D-Synthese ist die Haut, wo unter Einfluss des UV-B-Spektrums der Sonnenstrahlung Cholesterin zu einer Vorstufe des Vitamin D umgeformt wird. Aus dieser entsteht dann in der Leber und in der Niere das aktive Vitamin. Aus diesem Grund ist der Mensch bei ausreichender Sonneneinstrahlung nicht auf eine Vitamin-D-Zufuhr mit der Nahrung angewiesen. Allerdings ist in unseren (nördlichen) Breitengraden im Winter und Herbst die Vitamin-D-Bildung in der Haut deutlich vermindert. Die Hauptfunktion des Vitamin D ist eine Förderung der Calciumaufnahme im oberen Dünndarm. Des weiteren hemmt Vitamin D die Calciumausscheidung in der Niere. Schließlich begünstigt Vitamin D über einen indirekten Weg auch die Mineralisierung des Knochens.

Zusammengefasst ist bei einem Vitamin-D-Mangel die Calciumaufnahme im Darm vermindert. Dies führt zu einer geringeren Mineralisation und begleitender Verformung des Knochens. Im Kindesalter wird die Erkrankung als Rachitis bezeichnet, wohingegen Erwachsene mit schwerem Vitamin-D-Mangel an einer sogenannten Osteomalazie (Knochenerweichung) leiden. Zusätzlich zu den Funktionen im Calciumstoffwechsel hat das Vitamin D zum Beispiel auch eine Bedeutung für die Epithelzellen und das Immunsystem.

Andere Nährstoffe: Zusätzlich zum Calcium und Vitamin D sind auch die Vitamin A, C und K sowie die Mineralstoffe Phosphor, Kalium, Magnesium, Fluor wichtig für den Knochen.

Was ist Osteoporose?

Osteoporose ist eine Krankheit, die bei einer kontinuierlich alternden Bevölkerung ständig an Bedeutung gewinnt. In Deutschland und Österreich erkrankt knapp jeder Zehnte. Frauen sind deutlich häufiger betroffen, weil sie im Vergleich zu Männern eine geringere Knochendichte aufweisen und bei ihnen in der Menopause zusätzlich die schützende Wirkung der Östrogene wegfällt. Osteoporose (*osteo*: griechisch Knochen; *poros:* griechisch Loch) ist charakterisiert durch eine Abnahme der Knochenmasse und die Zerstörung der Mikroarchitektur des Knochens, was zu einer verminderten Belastbarkeit des Knochens führt. Daher steigt folglich das Risiko für Knochenbrüche und schmerzhafte Verkrümmungen der Wirbelsäule.

Zwei Formen werden unterschieden:

- Die primäre Osteoporose, die keine organische Ursache hat. Zu der primären Osteoporose gehören die postmenopausale Osteoporose der Frauen, bedingt durch einen Östrogenmangel sowie die senile Osteoporose im hohen Alter, häufig verbunden mit einem Vitamin-D-Mangel.
- Und die sekundäre Osteoporose, die als Folge verschiedener Erkrankungen oder auch als Resultat einer langfristigen Kortisontherapie beziehungsweise gewisser anderer Medikamente entstehen kann.

Wie wird die Osteoporose diagnostiziert?

Osteoporose wird auch als »stille« Erkrankung bezeichnet, da der Verlust der Knochenmasse ohne begleitende Symptome einhergeht. In der Regel wird die Erkrankung im Anschluss an einen Knochenbruch erkannt. Gelegentlich weisen Rückenschmerzen, Verlust an Körpergröße, Verkrümmungen der Wirbelsäule, vermehrte Hautfaltenbildung auf eine Osteoporose hin. Diagnostiziert wird die Erkrankung durch Bestimmung der Knochendichte (Mineralgehalt). Die gängigste Methode ist die DXA-Knochendichte-Messung (Dual-Energy-X-Ray-Absorptiometrie oder auch Röntgen-Absorptions-Messung).

Die Untersuchung dauert kurz und hat eine geringe Strahlenbelastung. Dabei werden zwei Röntgenstrahlen unterschiedlicher Stärke durch das Knochengewebe an der Lendenwirbelsäule oder am Oberschenkel (seltener am Unterarm) geschickt. Anschließend wertet ein Computer die gewonnenen Daten aus. Die Knochen schwächen die Strahlung ab, wobei das eingelagerte Kalzium den größten Teil abfängt. Je poröser der Knochen – und damit je geringer der Calciumgehalt – ist, desto mehr Strahlung kann den Knochen durchdringen. Die Diagnose erfolgt anhand des sogenannten T-Werts. Er bestimmt den Unterschied der Dichte des Knochens eines Menschen, indem dieser mit dem Mittelwert gesunder junger Erwachsener verglichen wird. Im Normalfall liegt der T-Wert über einem Wert von minus 1. Bewegt er sich in einem Bereich von minus 1 bis minus 2,5, ist der Knochenmineralgehalt verringert (Osteopenie) und das Risiko für eine Osteoporose deutlich erhöht. Bei einem Wert, der unter minus 2,5 liegt, sprechen Mediziner von einer Osteoporose.

Was sind Risikofaktoren für Osteoporose?

Neben einer calciumarmen Kost und Vitamin-D-Mangel (durch verminderte Produktion und/oder unzureichende Zufuhr) als Hauptursachen für Osteoporose existieren noch andere Risikofaktoren für diese Erkrankung. Dazu gehören:

- *Genetische Disposition*: Studien bei Zwillingen konnten zeigen, dass eine genetische Veranlagung bis zu achtzig Prozent für die Spitzenknochenmasse verantwortlich ist. Des weiteren haben Töchter von Müttern mit Osteoporose unter Umständen auch ein erhöhtes Risiko für einen Knochenschwund im Alter. Verschiedene Gene werden mit der Ausbildung einer dichten Knochenmasse in Verbindung gebracht.
- *Chronischer Bewegungsmangel*: Es ist jedem bekannt, dass es durch die Ruhigstellung einer Extremität nach einem Knochenbruch zu einer Abnahme der Muskelmasse (»dünnere Beine«) kommt. Gleichermaßen geht auch bei einer mehrwöchigen Unterbelastung einer Extremität Knochensubstanz verloren, und damit verbunden, steigt das Osteoporoserisiko. Umgekehrt verbessern regelmäßige Bewegung und Sport die Mineralisierung und Stabilität des Knochens. Studien konnten wiederholt zeigen, dass vor allem eine regelmäßige, sportliche Betätigung in der Wachstumsphase vor Beginn der Pubertät einen entscheidenden Einfluss auf Mineralisation und Wachstum des Knochens hat. Um jedoch einen vermehrten Knochenabbau in späten Jahren zu verhindern, sollte auch nach Abschluss des Knochenwachstums einer regelmäßigen sportlichen Betätigung nachgegangen werden. Dadurch wird außerdem bei beiden Geschlechtern im Alter das Risiko für Knochenbrüche verringert.
- *Hormonmangel*: Östrogene haben günstige Effekte auf die Knochendichte. In der Menopause geht die Östrogenproduktion drastisch zurück, so dass die schützende Wirkung der Östrogene wegfällt und der Knochenabbau beschleunigt wird. Geringe Östrogenspiegel können vor allem in Verbindung mit einer unzureichenden Calcium- und Vitamin-D-Aufnahme zu einer drastischen Verminderung der Knochen-

dichte führen. Dies begünstigt das Auftreten von Knochenbrüchen. Neben den Östrogenen sind auch die männlichen Geschlechtshormone sehr wichtig für den Knochen.

- *Rauchen*: Rauchen hat insbesondere durch eine Beeinträchtigung des Östrogenstoffwechsels einen negativen Einfluss auf den Knochen. Raucherinnen haben häufig geringere Östrogenspiegel als Nichtraucherinnen, einen unregelmäßigen Menstruationszyklus und kommen nicht selten früher in die Menopause. Außerdem scheint Rauchen die Calciumaufnahme im Darm zu vermindern.
- *Medikamente*: Bei einer länger dauernden Therapie vor allem mit Glukokortikoiden (Kortison) wird durch Hemmung der Aktivität von knochenaufbauenden Zellen vermehrt Knochensubstanz abgebaut. Dadurch steigt das Risiko für Frakturen.
- *Untergewicht*: Eine deutlich verminderte Zufuhr an Kalorien führt auch langfristig zu einer suboptimalen Aufnahme von Calcium und Vitamin D. Zusätzlich entfällt häufig durch Bewegungsarmut der Reiz für den Aufbau der Knochensubstanz. Daher haben vor allem untergewichtige, jüngere Frauen ein höheres Risiko für Osteoporose im Alter.
- *Alkohol*: Ein chronischer Alkoholismus steigert das Risiko für eine geringere Knochendichte und das Auftreten von Frakturen. Gründe hierfür sind erstens eine verminderte Zufuhr von für den Knochen wichtigen Nährstoffen, vor allem Calcium, aber auch Magnesium und Fluor; zweitens eine Beeinträchtigung der Leberfunktion und damit verbunden eine gestörte Vitamin-D-Synthese; drittens direkter toxischer Einfluss des Alkohols auf die knochensubstanzaufbauenden Osteoblasten; viertens ein erhöhtes Risiko für Stürze beziehungsweise Unfälle und Frakturen.

- *Ernährung*: Ein starker, regelmäßiger Verzehr von säurenbildenden Lebensmitteln wie vor allem Fleisch und ein geringer Verzehr von basenbildendem Obst und Gemüse haben ebenfalls nachteilige Wirkungen auf den Knochen.

24 *Das Immunsystem*

Das Immunsystem hat die primäre Funktion, Krankheitserreger verschiedenster Art, etwa Bakterien, Viren, Pilze und Protozoen, zu eliminieren, so dass eine Infektion nach ein paar Tagen ausgeheilt ist beziehungsweise gar nicht erst ausbricht. Daneben spielt das Immunsystem eine (nachteilige) Rolle bei der Allergie, wo eine Aktivierung von Immunzellen maßgeblich bei der Entstehung der allergischen Symptome beteiligt ist. Ebenso ist eine Aktivierung des Immunsystems verantwortlich für die Symptomatik von chronisch entzündlichen Erkrankungen wie Rheuma oder auch Asthma. Des weiteren können Zellen des Immunsystems genetisch bedingt krankhaft gegen körpereigene Strukturen gerichtet sein, etwa bei Autoimmunerkrankungen. Schließlich sind gewisse Teile des Immunsystems auch bei der Entstehung der Arteriosklerose (Arterienverkalkung) beteiligt.

Das Grundgerüst des Immunsystems bilden die weißen Blutzellen, Leukozyten genannt, sowie verschiedene Eiweißmoleküle, zu denen vor allem Antikörper und zahlreiche andere Stoffe wie zum Beispiel Interferone gehören. Das Immunsystem ist grundsätzlich aufgebaut aus dem spezifischen und unspezifischen System. Der unspezifische Teil steht an erster Front und besteht aus den »einfachen Soldaten«. Dazu gehören die Fresszellen, die Erreger aufnehmen und in der Zelle zersetzen, aber auch verschiedene antiinfektiös wirkende Moleküle, die sich an den Erreger anlegen und ihn dadurch abtöten.

Alles, was das unspezifische Immunsystem nicht bewältigen kann, wird durch das mehr spezialisierte spezifische Immunsystem erledigt. Dieses besteht aus den sogenannten T- und B-Lymphozyten und den verschiedenen Immunglobulinen, den Antikörpern. Diese können gezielt auf die unterschiedlichen Erreger reagieren und sie abtöten. Außerdem merken sich die Zellen einen Erstkontakt und können das nächste Mal gleich auf den Eindringling reagieren, ohne dass es zu einem Krankheitsausbruch kommt. Darauf basiert auch die aktive Impfung, in der typischerweise abgetötete Erreger oder Teile von lebenden Erreger appliziert werden und somit das Immunsystem zur Bildung von Gedächtniszellen angeregt wird.

Ein bedeutendes Problem im Alter ist das gehäuftere Auftreten beziehungsweise der schwerer wiegende Verlauf von Infektionskrankheiten. Dies ist auf eine altersabhängige Verminderung der Funktionen des Immunsystems, der sogenannten Immunseneszenz, zurückzuführen. Betroffen sind vor allem die T-Lymphozyten des spezifischen Immunsystems. Diese werden im Thymus zur vollständigen Reife geprägt. Die Rückbildung des Thymus, die bereits im Kindesalter zu beginnen scheint, bewirkt daher zunehmend eine geringere Produktion der T-Lymphozyten. Diese produzieren dann unter anderem nicht mehr in ausreichendem Maße das Immunsystem gezielt aktivierende Eiweißmoleküle wie dem Interleukin-2. Auf der anderen Seite steigen die Produktion und Ausschüttung von entzündungsfördernden Substanzen wie dem bekannten Tumor-Nekrose-Faktor-alpha (TNF-α) im Alter an. Dieses Überwiegen von proentzündlichen Stoffen kann verschiedene Konsequenzen nach sich ziehen und beispielsweise ursächlich bei der Entstehung der Arteriosklerose, aber auch von Krankheiten wie Diabetes beteiligt sein.

Für die Reifung und Stabilität des Thymus sind verschiedene Stoffe wichtig. Dazu gehören das Eiweißmolekül Interleukin-7, aber auch das Wachstumshormon mit seinem Partner IGF-1 (siehe Seite 137). Mäuse mit einem experimentell beeinträchtigten Immunsystems, denen diese Stoffe injiziert wurden, zeigten eine Verbesserung ihrer Immunaktivität. Ob eine Gabe von Interleukin-7 und/oder Wachstumshormon beim Menschen das Immunsystem »verjüngt«, ist aufgrund der mangelnden Studienlage unklar.

Auch B-Lymphozyten sind vom Alterungsprozess betroffen. Vor allem werden sie nicht mehr in dem Ausmaß durch ihre »Partner«, die T-Lymphoyzten, angeregt, Antikörper zu produzieren. Dies hat vor allem zwei Konsequenzen. Erstens können ältere Menschen häufiger an Infektionskrankheiten erkranken, die dann auch schwerer verlaufen, und zweitens zeigen Seniorinnen und Senioren dadurch auch einen geringeren Impferfolg. Das bedeutet, dass ältere Menschen nach einer Impfung weniger Antikörper bilden als jüngere. Dadurch ist der Impfschutz unter Umständen geringer und hält auch kürzer an. Schließlich ist auch die »first line defence«, also das »Fressvermögen« der Fresszellen im Blut, im Alter vermindert.

Andere Faktoren

Neuere Studien weisen darauf hin, dass Zytokine in den Alterungsprozess involviert sind. Zytokine, von denen zahlreiche im Körper gebildet werden, sind Signal- beziehungsweise Informationsstoffe des Immunsystems. Sie haben einerseits eine besondere Rolle in der Abwehr von Erregern, andererseits hemmen sie Immun- und Entzündungsprozesse, so dass die Immunantwort angepasst und adäquat erfolgt. Einer der bekanntesten aktivierenden Zytokine ist der bereits angesprochene Tumor-Nekrose-Faktor-alpha, der an vorderster Front in der Abwehr von Erregern agiert und zusätzlich auch bei Entzündungsprozessen beteiligt ist. Bei chronisch entzündlichen Erkrankungen wie beim Rheumatismus kommt es zu einer vermehrten Freisetzung dieses Zytokins. Ein Gegenspieler von TNF-α ist das sogenannte Interleukin-10 (IL-10).

Es ist schon länger bekannt, dass altersabhängige Krankheiten durch Entzündungsprozesse im Körper initiiert oder verstärkt werden. Daher wird angenommen, dass entzündungsfördernde Zytokine beim Alterungsprozess eine wichtige Rolle spielen könnten. Es wurde gezeigt, dass genetische Variationen, die mit einer vermehrten Bildung von entzündungsfördernden Zytokinen einhergehen, auch die Anfälligkeit für altersabhängige Krankheiten erhöhen. Andererseits ist eine genetisch bedingte Erhöhung von IL-10 in Verbindung mit einer erniedrigten Bildung von TNF-α mit gesundem Altern verbunden.

Ob jetzt jemand eher pro- oder antientzündlich eingestellt ist, hängt primär von seiner familiären Konstellation ab. Grundsätzlich wurden die Menschen von der Evolution her so programmiert, dass sie eher einen das Immunsystem aktivierenden Zustand aufweisen, um ein angemessenes Überleben und Reproduktion zu gewährleisten, ohne vorher durch Infektionskrankheiten zu sterben. Unser Genom wurde demnach ursprünglich ge- und erschaffen für eine *erregerreiche* Umwelt, in der es weder Penicillin noch ein besonders hygienisches Umfeld gab. Heutzutage hat sich jedoch die Situation drastisch geändert, die Gene sind zum Großteil aber gleichgeblieben.

Wie kann man sein Immunsystem stärken?

Eine gesunde Ernährung ist wichtig für das Immunsystem. Viele Nährstoffe haben einen Einfluss darauf. Neben hochwertigem Eiweiß gehören die Vitamine A, D, E und C sowie die Spurenelemente Eisen, Selen und Zink zu den Nährstoffen, die das Immunsystem besonders stärken. Jedoch sollte von einer ständigen übermäßig hohen Zufuhr dieser Nährstoffe in Form von Nahrungsergänzungsmitteln abgesehen werden, da in diesem Fall das Immunsystem auch negativ beeinflusst werden kann. Bekannt ist das seit längerer Zeit für das Vitamin A, das eine relativ geringe therapeutische Breite aufweist. Gezeigt wurde das aber auch in vereinzelten Studien für Zink. In adäquaten Mengen kann es das Immunsystem unterstützen, in zu hohen Mengen jedoch hemmen.

Neben diesen Nährstoffen zeigen auch Probiotika gewisse positive Wirkungen auf das Immunsystem. Probiotika sind lebende Mikroorganismen, die Lebensmitteln zugesetzt werden und durch Verbesserung des mikrobiellen (von Mikroben = Kleinstlebewesen) Gleichgewichts im Darm vorteilhafte Effekte auf den Menschen haben. Die meisten der heute verwendeten Probiotika gehören zu den milchsäureproduzierenden Laktobazillen und Bifidobakterien (Darmflora). Verschiedene Studien zeigen, dass durch eine Verabreichung von bestimmten Stämmen der Laktobazillen oder Bifidobakterien das Immunsystem stimuliert werden kann. Auch ältere Menschen könnten davon profitieren.

Die (vorbeugende) Wirkung von *Echinacea purpurea*, dem Purpur-Sonnenhut, auf Infektionskrankheiten wird in der Wissenschaft widersprüchlich diskutiert. Eine gut durchgeführte Studie aus dem Jahr 2008 zeigte keinen Vorteil auf Atemwegsinfektionen im Vergleich zu einem Placebopräparat.

25 *Still Sex and Rock ’n’ Roll? Über Hormone im Alter*

Das Wort »Hormon« tauchte erstmalig Anfang des 20. Jahrhunderts in der wissenschaftlichen Literatur auf. Ernest Henry Starling (1866 – 1927), ein bekannter Professor für Physiologie, wurde 1905 von der königlichen Akademie der Ärzte in London eingeladen, die hochgewürdigten »Croonian Lectures« zu halten. Er hielt insgesamt vier Vorträge, in denen er die wissenschaftlichen Erkenntnisse auf dem Gebiet der Hormonforschung zusammenfasste. Der Originaltitel seiner Vortragsreihe lautete: »The Chemical Correlation of the Functions of the Body« (Die chemische Wechselbeziehung der Körperfunktionen). Gleich zu Beginn seines ersten Vortrags schlug er, angeblich ohne es besonders hervorzuheben, vor, die chemischen Botenstoffe, die Informationen über den Blutweg zu verschiedenen Organen transportieren, als Hormone zu bezeichnen. Am 5. August 1905 wurde sein Vortrag in der renommierten Zeitschrift *Lancet* veröffentlicht. Starling hat nicht ohne Grund das Wort »Hormon« vorgeschlagen. Es leitet sich vom Griechischen her und bedeutet so viel wie erregen, antreiben und trifft daher sehr gut den Wirkmechanismus vieler Hormone.

Was sind Hormone, und woher kommen sie?

Hormone sind chemische Substanzen, welche entweder aus mehreren Aminosäuren (sogenannte Peptidhormone) oder aus der Vorläufersubstanz Cholesterin gebildet werden (sogenannte Steroidhormone). Daneben gibt es auch Hormone, die aus biochemisch veränderten einzelnen Aminosäuren entstehen. Zu diesen werden zum Beispiel das Stresshormon Adrenalin, die Schilddrüsenhormone, aber auch das Melatonin gezählt.

Klassischerweise werden Hormone in hormonbildenden Drüsen, den sogenannten endokrinen Drüsen, gebildet und von dort ins Blut ausgeschüttet. Über den Blutweg gelangen die Hormone zu ihren Zielzellen, wo sie sich zunächst an spezielle Andockstellen (sogenannte Hormonrezeptoren) binden, die entweder auf oder in der Zelle liegen. Nach Rezeptorbindung überträgt das Hormon seine Information(en) an die Zelle. Hormone können verschiedenste Botschaften übermitteln. Dabei beschleunigen oder hemmen sie vor allem diverseste Stoffwechselreaktionen, können jedoch auch das zelluläre Wachstum beeinflussen oder zum Beispiel den Transport von Nährstoffen in die Zelle erleichtern. Hormone finden sich nur in geringsten Mengen im Blut. Diese reichen jedoch aus, um lebenswichtige Funktionen zu steuern.

Aus diesem Grund muss die Hormonwirkung und -ausschüttung angepasst und adäquat erfolgen. Eine krankhaft verminderte oder unkontrolliert hohe Ausschüttung von Hormonen hat schwerwiegendste Folgen. Allgemein bekannt sind dabei zum Beispiel die Zuckerkrankheit (Diabetes mellitus), die durch einen absoluten oder relativen Mangel an Insulin hervorgerufen wird, oder aber auch eine Überfunktion der Schilddrüse wie zum Beispiel beim Morbus Basedow. Beide Erkrankungen gehen mit gravierenden, teils lebensbedrohlichen Symptomen einher. Eine genaue Steuerung der Hormonbildung und -ausschüttung ist daher besonders wichtig. Sie erfolgt über sogenannte hormonelle Regelkreise.

Die einfachste Form eines Regelkreises, welche aus dem täglichen Leben bekannt ist, ist die eines Heizkörpers, dessen Heißwasserzufluss über ein Ventil oder eine Umwälzpumpe von einem Zimmerthermostat beim Unter- oder Überschreiten einer vorgewählten Temperatur an- beziehungsweise abgedreht wird. Ähnlich funktioniert die Steuerung im hormonellen System. Wird das Hormon benötigt, zum Beispiel bei einer körperlichen Belastung, wird die Drüse stimuliert. Dagegen wird die Ausschüttung des Hormons gebremst, wenn es nicht mehr gebraucht wird. Die Steuerung erfolgt dabei vor allem durch übergeordnete Zentren im Gehirn (sogenannte Regler), bei bestimmten Hormonen wie Insulin aber auch über Stoffwechselprodukte im Blut. Ist der Regelkreis durch krankhafte Veränderungen, etwa einen Hirntumor, unterbrochen, kann daraus eine unkontrollierte oder fehlende Hormonwirkung resultieren.

Der Vollständigkeit halber sei noch erwähnt, dass es neben den klassischen endokrinen Drüsen auch einzelne hormonbildende Zellen in verschiedensten Organen gibt, die ihre Hormone ins Blut oder ins umgebende Gewebe abgeben. Als Beispiel wäre hier der Magen-Darm-Trakt zu nennen, in dem eine Vielzahl an Hormonen und Botenstoffen gebildet wird.

Die wichtigsten Hormone und ihre Funktionen

Seit Beginn des 20. Jahrhunderts sind im menschlichen Körper eine fast unüberschaubare Anzahl an Hormonen und anderen Botenstoffen, die vor allem aus Nerven freigesetzt werden, nachgewiesen worden. Hormone kommen fast überall im Körper vor und zeigen vielfältigste Wirkungen in allen Organsystemen. Wie bereits erwähnt, werden sie sowohl in den klassischen endokrinen Drüsen, aber auch in zahlreichen hormonbildenden Zellen, die diffus im Körperstamm und Gehirn verstreut liegen, gebildet. Um den Rahmen dieses Kapitels und des Buches nicht zu sprengen, werde ich in weiterer Folge nur ausgewählte Hormone und deren Bedeutung für den älteren Menschen besprechen.

Hypophysenhormone

Die Hirnanhangsdrüse, im Fachjargon Hypophyse genannt, liegt in einer knöchernen Vertiefung der Schädelbasis und besteht aus zwei Teilen, dem Vorder- und dem Hinterlappen.

Im Hinterlappen der Hypophyse werden zwei Hormone gespeichert, das Oxytocin und das Adiuretin (auch als antidiuretisches Hormon bezeichnet). Oxytocin ist einerseits wichtig für das Auslösen der Geburtswehen und andererseits für die Milchbildung während der Stillperiode. Das Adiuretin besitzt eine zentrale Rolle im Wasserhaushalt, indem es die Rückaufnahme von bis zu zehn Prozent des Wassers aus dem Nierenfiltrat ins Blut fördert. Dadurch wird verhindert, dass dem Körper zu viel Flüssigkeit über den Harn verlorengeht. Alkohol zum Beispiel hemmt die Ausschüttung dieses Hormons und wirkt daher harntreibend. Aus diesem Grund sollte man zum Alkohol viel Wasser trinken, um die Verluste auszugleichen.

Im Vorderlappen der Hypophyse werden sechs Hormone gebildet. Vier von diesen wirken wiederum auf andere Drüsen im Körper und steuern die dortige Hormonbildung und -ausschüttung. Die Drüsen, die dabei unter der Kontrolle der Hypophyse stehen, sind die Schilddrüse, die Nebennierenrinde und die Geschlechtsdrüsen. Die beiden anderen Hormone sind das Prolaktin und das Wachstumshormon (auch somatotropes Hormon genannt). Das Prolaktin ist wichtig für das Wachstum der Brustdrüsen und der Milchgänge während der Schwangerschaft sowie für die nachfolgende Bildung der Muttermilch. Über eine biologische Bedeutung dieses Hormons beim Mann ist nur wenig bekannt. Die Hauptfunktion des Wachstumshormons braucht nicht näher erläutert werden. Es ist, wie der Name schon vermuten lässt, wichtig für das Wachstum der Knochen und damit für das Körperwachstum in der Kindheits- und Jugendphase.

Das Wachstumshormon wirkt grundsätzlich anabol, das heißt, es stimuliert den Eiweißaufbau und das nicht nur im Knochen sondern auch in Muskulatur und Weichteilen. Daher wird das Wachstumshormon auch als ein das Muskelwachstum stimulierendes Dopingmittel (anabol wirksam – Anabolika, ähnlich wie Testosteron) missbraucht. Das Wachstumshormon wirkt in Verbindung mit dem Wachstumsfaktor IGF-1, welcher in der Leber gebildet wird. Eine verminderte oder krankhaft erhöhte Produktion des Wachstumshormons führt zum Minder- oder Riesenwuchs (Gigantismus). Neben der anabolen Wirkung weist das Wachstumshormon auch Stoffwechselwirkungen auf. In erster Linie bewirkt es eine Erhöhung des Blutzuckerspiegels und der freien Fettsäuren im Blut. Eine Unterzuckerung ist daher ein starker Reiz für die Ausschüttung dieses Hormons.

Das Wachstumshormon hat für den Alterungsprozess eine gewisse Bedeutung. Nach Abschluss der Wachstumsphase kommt es nämlich zu einer relativ schnellen Abnahme der Wachstumshormonausschüttung von etwa vierzehn Prozent pro Dekade bei Männern. Bei Frauen zeigt sich der Hormonabfall vor allem nach Beginn der Menopause. Diese Unterbindung der Wachstumshormonausschüttung im Alter bezeichnet man auch als Somatopause. In ähnlicher Weise nimmt auch die Konzentration von IGF-1, welcher viele Wirkungen des Wachstumshormons vermittelt, im Blut ab. Ein verändertes Wirkungsprofil von IGF-1 wird, anlehnend an tierexperimentelle Untersuchungen, als eine Ursache des Alterns angenommen. Aus diesen Gründen zählt das Wachstumshormon auch zu den sogenannten Anti-Aging-Hormonen, auf die ich in Teil VII näher eingehen werde.

Schilddrüsenhormone

Für die Bildung der Schilddrüsenhormone sind TSH (Thyreoidea-stimulierendes Hormon), ein regulierendes Hormon aus dem Hypophysenvorderlappen, und Jod notwendig. Jod wird vor allem über das jodierte Kochsalz und über Meeresfische zugeführt. Die beiden Schilddrüsenhormone werden abgekürzt mit T_4 und T_3, wobei Letzteres das hauptsächlich biologisch wirksame Schilddrüsenhormon darstellt. Schilddrüsenhormone haben verschiedene Funktionen. In erster Linie sind sie wichtig für eine normale körperliche und intellektuelle Entwicklung und für die Erhöhung des Grundumsatzes, also des basalen Energieverbrauchs, und damit der Wärmebildung. Daneben haben sie zum Beispiel auch einen stimulierenden Einfluss auf Herztätigkeit, Darmbewegungen und auf die neuromuskuläre Erregbarkeit. Aus diesen Funktionen kann man wichtige Symptome, die bei einem Mangel oder einem Überschuss an Schilddrüsenhormonen auftreten, ableiten.

Bei einem Mangel ist der Betroffene in aller Hinsicht gedämpft (schläfrig, antriebslos, kälteempfindlich und verstopft) und nimmt an Körpergewicht zu, wohingegen ein krankhafter Überschuss das Gegenteil bewirkt, zum Beispiel einen schnellen Puls, Schlaflosigkeit, Wärmeempfindlichkeit und vermehrten Stuhldrang. Im Vergleich zum Wachstumshormon oder den Geschlechtshormonen kommt es zu keiner bedeutsamen Abnahme der Schilddrüsenhormonausschüttung im Alter. Daher bleibt bei einem Gesunden, der keine Mangelerscheinungen von Nährstoffen aufweist, die Schilddrüsenfunktion bis ins hohe Alter erhalten. Jedoch nimmt die Wahrscheinlichkeit für Schilddrüsenerkrankungen – sowohl für eine Unter- als auch Überfunktion – im Alter zu.

Nebennierenrindenhormone

Die Nebennieren befinden sich beim Menschen auf dem oberen Pol beider Nieren. Sie bestehen aus zwei Teilen, dem Mark und der Rinde. In beiden Teilen werden Hormone gebildet, die ins Blut abgegeben werden. Aus dem Nebennierenmark werden die Stresshormone Adrenalin und Noradrenalin bei vor allem körperlicher Belastung, aber auch bei anderen Stresssituationen ausgeschüttet. In der Nebennierenrinde werden die Hormone Cortisol, DHEA und Aldosteron, das eine wichtige Rolle im Elektrolyt- und Wasserhaushalt spielt, gebildet. Cortisol und DHEA weisen für den älteren Menschen eine besondere Bedeutung auf.

Cortisol zählt zu den Stresshormonen, da es energieliefernde Nährstoffe freisetzt, aber indirekt auch die Herztätigkeit anregt. Es wird vor allem in den frühen Morgenstunden kurz vor dem Aufwachen in hohen Mengen ausgeschüttet. In der Nacht sind die Cortisolspiegel niedrig. Cortisol bewirkt eine Erhöhung des Blutzuckerspiegels und eine vermehrte Freisetzung von energieliefernden Fettsäuren aus dem Fettgewebe. Außerdem unterdrückt es verschiedene Komponenten der Immunabwehr. Aufgrund dieser Funktion wird Cortisol auch als synthetisch hergestelltes Kortison (oder ähnliche Verbindungen) als Medikament bei Erkrankungen gegeben, die mit einer vermehrten Aktivierung des Immunsystems einhergehen. Dazu gehören unter anderem der entzündliche Rheumatismus und Asthma.

Im Gegensatz zum Wachstumshormon wirkt Cortisol beziehungsweise Kortison katabol, das heißt, es begünstigt den Abbau von Eiweiß im Körper. Die Eiweißabbauprodukte werden dann unter anderem zur Bildung von Zucker in der Leber verwendet. Aus dieser Funktion des Cortisols sind auch die Nebenwirkungen einer Kortisontherapie abzuleiten. Überall wo viel

Eiweiß vorkommt, greift das Kortison an und baut Eiweiß ab. Zu den bevorzugten, eiweißreichen Organen gehören die Muskulatur, die Knochen und die Haut, so dass es unter einer länger dauernden Kortisontherapie zu gravierenden Nebenwirkungen wie Muskelschwund, Abnahme der Knochendichte – mit erhöhtem Risiko für Knochenbrüche – und Hautveränderungen kommen kann. Aus diesen Gründen verschreibt ein Arzt nur dann Kortison, wenn andere Medikamente nicht helfen.

Für den älteren Menschen hat Cortisol nicht nur wegen den Nebenwirkungen von Kortisontherapien, sondern auch wegen des Zusammenhangs von zu viel Cortisol und Beeinträchtigung gewisser kognitiver Funktionen eine Bedeutung. In einzelnen Studien wurde zum Beispiel beschrieben, dass eine hohe Cortisolausschüttung mit einer verminderten Gedächtnisleistung einhergeht. Außerdem ist bekannt, dass eine längerdauernde, höherdosierte Kortisontherapie auch relativ häufig mit psychischen Symptomen assoziiert ist.

Ferner konnten wissenschaftliche Untersuchungen zeigen, dass ältere Menschen, die sich wohlfühlen oder eine optimistische Lebenseinstellung haben, deutlich niedrigere Cortisolspiegel aufwiesen als Pessimisten mit negativen Gefühlen. Aus diesen Überlegungen lässt sich schließen, dass eine Verminderung von Stress und ein positives Lebensgefühl sich sehr wahrscheinlich günstig auf gewisse kognitive Funktionen beim älteren Menschen auswirken werden.

DHEA ist die Abkürzung für Dehydroepiandrosteron. Es gehört zur Gruppe der Androgene, also der männlichen Geschlechtshormone. Das DHEA oder die sulfatierte Form (DHEA-S) werden jedoch bei beiden Geschlechtern gleichermaßen gebildet, wobei im Blut vor allem das DHEA-S überwiegt. Über die Funktionen des DHEA wird in der Wissenschaft noch diskutiert. Bekannt ist, dass das DHEA im Zielgewebe teilweise zu Testosteron oder Östrogenen umgewandelt wird und über diesen Weg physiologische Funktionen vermittelt. Außerdem wird vermutet, dass DHEA(-S) die Gefäßwand schützt und eventuell Entzündungsprozesse hemmen kann. Ferner scheint DHEA auch antidepressive Eigenschaften zu besitzen. Jedoch sind die Funktionen noch spekulativ und basieren auf wenigen, vor allem experimentellen Untersuchungen in der Gewebekultur und bei Tieren. Im späten Alter verringert sich die DHEA-Produktion auf etwa zehn bis zwanzig Prozent des Ausgangswertes von jungen Menschen. Aus diesem Grund zählt das DHEA auch zu den Anti-Aging-Hormonen, auf die ich in Teil VII näher eingehen werde.

Geschlechtshormone

Weibliche Geschlechtshormone: Zu den weiblichen Geschlechtshormonen werden Östrogene und Gestagene gezählt. Das klassische weibliche Geschlechtshormon Östrogen wird hauptsächlich in den Follikeln der Eierstöcke gebildet und hat mannigfaltige Funktionen. Neben der Ausprägung der weiblichen Geschlechtsmerkmale und Ausbildung der Geschlechtsorgane schützt das Östrogen auch die Gefäße, aktiviert das Gehirn und schützt den Knochen vor Knochenschwund. Daneben wirkt das Östrogen anabol, es stimuliert also den Eiweißaufbau in Knochen und Muskulatur, erhöht die Hautspannung und wirkt daher gegen Faltenbildung. Östrogenbindungsstellen kommen überall im Körper vor.

Der Phase nach der letzten Menstruationsblutung wird Menopause genannt. Vor der Menopause kommt es häufig zu einem unregelmäßigen Zyklus. Diesen Zustand nennt man Prämenopause. Mit der Menopause wird die Östrogenbildung in den Eierstöcken eingestellt. Geringe Mengen an Östrogenen werden danach durch biochemische Umformung des Testosterons und des DHEA gebildet. Dieser relativ abrupte Mangel an Östrogen führt bei vielen Frauen kurz vor und einige Zeit nach Beginn der Menopause zu sogenannten klimakterischen Beschwerden, hier vor allem Hitzewallungen, Schweißausbrüche und Schlaflosigkeit. Neben diesen Symptomen können auch erhöhte Reizbarkeit, Nervosität, depressive Verstimmung, Müdigkeit und Konzentrationsschwäche dazukommen.

Im Klimakterium beziehungsweise der Menopause wird der physiologische Verlust an Knochenmasse beschleunigt. Es kommt zu einem Knochenabbau, und das Risiko für Osteoporose und Knochenbrüche steigt (siehe auch Kapitel 23). Bewegungsmangel, genetische Einflüsse, eine suboptimale Versorgung mit Calcium und Vitamin D können die Abbauprozesse zusätzlich begünstigen.

Östrogene wirken auch aktivierend, euphorisierend und antidepressiv und verbessern möglicherweise kognitive Funktionen wie das Kurzzeitgedächtnis sowie die Lern- und Konzentrationsfähigkeit. Aus diesem Grund kann es mit Ausfall der Östrogenproduktion eine Zeitlang zu psychischen Symptomen und einer gewissen Beeinträchtigung kognitiver Funktionen kommen. Da Östrogene auch eine schützende Wirkung auf die Gefäße haben, steigt zusätzlich noch das Risiko für Arterienverkalkung und damit zusammenhängende Erkrankungen wie Herzinfarkt und Schlaganfall (siehe Kapitel 17).

Männliche Geschlechtshormone: Das Testosteron wird in den Geschlechtsdrüsen des Mannes gebildet. Es ist verantwortlich für die Ausprägung der männlichen Geschlechtsmerkmale wie Körperbehaarung, Stimmlage und Wachstum der männlichen Geschlechtsorgane. Testosteron ist vor allem aber ein stark anaboles Hormon, das die Eiweißbildung stimuliert. Deshalb ist nach der Pubertät das männliche Erscheinungsbild größer und muskulöser ausgeprägt als das weibliche. Die anabole Wirkung macht sich auch im Knochenwachstum bemerkbar. Daneben wirkt Testosteron stimulierend auf Strukturen im Gehirn, die für Aggressions- und Sexualverhalten wichtig sind. Außerdem stimuliert das Testosteron die Neubildung der roten Blutkörperchen. Aus diesem Grund haben Männer auch mehr Erythrozyten im Blut als Frauen.

Die männlichen Geschlechtsdrüsen bleiben für das gesamte Leben funktionstüchtig, weshalb beim Mann im physiologischen Sinne keine Wechseljahre zu beobachten sind. Der Testosteronspiegel sinkt zwar ab dem dreißigsten Lebensjahr kontinuierlich ab, aber auch ein Achtzigjähriger kann noch deutliche Testosteronspiegel aufweisen. Das Gewicht der Hoden bleibt mehr oder minder konstant, die Anzahl befruchtungsfähiger Spermien sinkt jedoch mit dem Alter ab. Dabei existieren auch interindividuelle Unterschiede, die vor allem durch genetische Einflüsse bestimmt werden. Stress, sei es physischer (extreme körperliche Anstrengung, Schmerz und so weiter), aber auch psychischer, kann die Testosteronbildung in den Geschlechtsdrüsen beeinträchtigen.

Der abfallende Testosteronspiegel im Alter hat einen negativen Einfluss auf die Knochen, die Körperzusammensetzung (Abnahme der Muskelmasse) und unter Umständen auch auf die kognitiven Fähigkeiten.

26 *Sexualität im Alter*

Frauen

Nach den bekannten Sexualforschern William Masters und Virginia Johnson hat die gesunde ältere Frau einen normalen Geschlechtstrieb, der nach Befriedigung verlangt. Der Sexualtrieb ist daher im Leben einer Frau an keine zeitliche Begrenzung gebunden. Über neunzig Prozent der Frauen im Alter zwischen fünfundvierzig und fünfundsechzig Jahren haben den Wunsch nach Geschlechtsverkehr. In der Altersgruppe der Fünfundsechzig- bis Fünfundsiebzigjährigen sind es immer noch fünfundsiebzig Prozent. Je intensiver und glücklicher das Geschlechtsleben gewesen war, desto länger hält es im Alter an.

In biologischer Hinsicht wird die Sexualität der Frau durch das Altern weniger beeinträchtigt als die des Mannes. Mit sechzig Jahren kann sie immer noch begehren und Lust empfinden wie mit dreißig. Sie muss jedoch regelmäßig im »Training« bleiben, damit die Lust und die Erregbarkeit erhalten bleiben. Im Gegensatz zum Mann kann die Frau eine sexuelle Vereinigung wünschen, auch ohne unbedingt einen Orgasmus anzustreben. Des weiteren ist die Erregbarkeit von Frauen weniger abhängig vom äußeren Erscheinungsbild des Mannes als umgekehrt.

Manche Frauen entdecken nach dem fünfzigsten Lebensjahr das Interesse an der Sexualität und ihrem Mann wieder neu. Es ist für sie wie eine Befreiung, dass sie keine Angst mehr vor ungewollten Schwangerschaften haben müssen, die sie jahrelang blockiert haben. Außerdem kommt noch der Faktor »Torschlusspanik« dazu, welche die Frauen in die Offensive gehen lässt. Ferner haben viele Frauen nach dem fünfzigsten Lebensjahr ihre Kinder bereits aufgezogen, und sie können ihre Energien von nun an in eine andere Richtung lenken. Es hat sich gezeigt, dass die Frauen, die vor der Menopause in einer abwechslungsreichen, glücklichen Beziehung lebten, auch im Klimakterium ihre sexuellen Gewohnheiten weiter pflegen. Andererseits können Frauen, die im gebärfähigen Alter unbefriedigenden Sex hatten, jetzt komplett die Lust daran verlieren.

Ältere Frauen sind häufiger auf die Lust ihrer Männer angewiesen als umgekehrt. Die Männer stehen jedoch relativ häufig nicht zur Verfügung, sei es, weil sie bereits gestorben sind oder keine Lust mehr empfinden. Ältere Frauen, die keinen Partner haben, stürzen sich daher in andere Aktivitäten, etwa Betreuung der Enkel oder soziale Projekte, um die sexuelle Abstinenz zu kompensieren.

Die häufigsten sexuellen Probleme, die von älteren (aber auch jüngeren) Frauen geäußert werden, sind: Mangel an Zärtlichkeit, Mangel an sexuellem Kontakt, Kommunikationsprobleme mit Durchführung beziehungsweise »Durchziehen« des »Standardprogramms«, Schuldgefühle wegen sexueller Phantasien sowie Schmerzen beim Geschlechtsverkehr. Vor allem aber sind Erektionsstörungen des Partners der Grund, warum Frauen ihren Geschlechtstrieb nicht ausleben können und damit unglücklich sind.

Männer

Die Erektion nach Beginn einer sexuellen Stimulierung entwickelt sich bei älteren Männern deutlich langsamer als bei jüngeren, deren Penis innerhalb von einigen Sekunden eine Erektion bekommen kann. Ältere können aber ihre Erektion länger halten, ohne dabei zu ejakulieren. Ältere Männer brauchen nach einer Ejakulation allerdings länger, um eine erneute Erektion zu bekommen. Bei älteren Männern ist zwar der Koitus häufig nicht mehr in dem Ausmaße befriedigend wie bei jüngeren, vor allem ihre Vorfreude ist gedämpft, aber über neunzig Prozent der Männer bis zum fünfundsiebzigsten Lebensjahr verspüren generell den Wunsch nach Geschlechtsverkehr. Der wichtigste Faktor für die Beibehaltung der sexuellen Leistungsfähigkeit im Alter ist die regelmäßige sexuelle Aktivität.

Die Wahrscheinlichkeit für eine sexuelle Dysfunktion nimmt beim Mann vor allem ab dem fünfzigsten Lebensjahr zu. Zu wichtigen Gründen, die zu einem Nachlassen der sexuellen Aktivität beim älteren Mann führen können, gehören, anlehnend an Masters und Johnson:

1 Monotonie; eine sich ständig wiederholende, immer gleichbleibende sexuelle Aktivität (»Standardprogramm«) mit demselben, langjährigen Partner.
2 Konzentration auf die berufliche Karriere und das Streben nach materiellem Wohlstand. Vor allem im Alter von vierzig bis fünfzig und knapp darüber ist der Mann häufig am Karrierehöhepunkt angelangt. Das Erreichte muss er gegen die in der Regel jüngere Konkurrenz verteidigen. Wenn noch sexuelle Störungen dazukommen, ist möglicherweise sein Selbstwertgefühl angeknackst und damit auch sein Geschlechtstrieb.
3 Geistige oder körperliche Überanstrengung und insbesondere die geistige Erschöpfung spielen hier eine Rolle. Den Mann plagen häufig Sorgen verschiedenster Art, seien es Geldnöte, Zukunftsängste oder ein unbefriedigender Job. Verbunden mit einer geringen körperlichen Fitness, kann das das sexuelle Verlangen deutlich reduzieren.
4 Deutliches Übergewicht und Übermaß an Essen und (alkoholischen) Getränken; vor allem ein Übermaß an Alko-

hol ist lust- und erektionstötend. Der Mann kann dadurch in eine gefährliche Spirale geraten: Impotenz macht unzufrieden – mehr Alkohol und so weiter.

5 Angst vor sexuellem Versagen kann ein wesentlicher Grund für eine sexuelle Dysfunktion sein. Dabei spielt auch das Festhalten an jugendlichen sexuellen Leistungsvorstellungen eine Rolle. Man will es noch einmal bringen, eine jüngere Frau muss her. Befördert wird das durch die Medien und die zahlreichen VIPs, die »umsteigen«. Der »Schuss« kann aber dabei nach hinten losgehen. Ein enormer Leistungsdruck steht oft am Anfang des sexuellen Versagens und leitet Impotenz ein.

6 Psychische oder körperliche Krankheiten können ebenfalls zu einer sexuellen Funktionsstörung führen. Dazu gehören Herz-Kreislauf-Erkrankungen wie Bluthochdruck, Diabetes, Fettleibigkeit, Erkrankungen der Prostata, Hormonstörungen, aber auch vor allem Depressionen. Zusätzlich kann eine Vielzahl von Medikamenten nachteilig das Geschlechtsleben beeinflussen, indem sie die Libido herabsetzen oder auch erektile Dysfunktionen hervorrufen. Wenn ein Mann eine erektile Dysfunktion aufweist, sollte daher neben einer medizinischen Abklärung auch eine Medikamentennebenwirkung ausgeschlossen werden.

IV Die innere Uhr gibt alles vor – der Einfluss der Chronobiologie im Alter

Im Film *Und täglich grüßt das Murmeltier* (im Original *Groundhog Day*) wird der Hauptdarsteller Bill Murray in einem Zeitfenster gefangen und erlebt den gleichen Tag immer wieder und wieder. Das Radio spielt die gleichen Nachrichten, er trifft die gleichen Personen zur gleichen Zeit am gleichen Ort, die ihn mit den gleichen Worten grüßen, und so weiter. Irgendwann gewöhnt er sich an dieses surreale Leben und versucht, die endlose Zeit sinnvoll zu nutzen, indem er zum Beispiel das Klavierspielen lernt. Der Film ist von der Realität nicht sehr weit entfernt. Unsere Tage sind auch in irgendeiner Art und Weise ähnlich. Wir wachen um die gleiche Zeit auf, gehen um ähnliche Zeiten ins Bett, nehmen zu gleichen Zeiten unsere Mahlzeiten ein, hören und sehen zu gleichen Zeiten die Nachrichten und treffen jeden Morgen in der Straßenbahn die gleichen Personen, die zur Arbeit fahren.

Die Chronobiologie befasst sich mit der Zeitabhängigkeit biologischer Vorgänge, die fast alle verschiedenartige Rhythmen aufweisen, sofern nicht das Gegenteil bewiesen ist. Diese Rhythmizität beinhaltet zwei Charakteristika, nämlich Regelmäßigkeit und Vorhersagbarkeit, und zeigt zwei Organisationsebenen. Die eine bezieht sich auf unterschiedliche morphologische Strukturen und die unterschiedlichen Entwicklungsstufen der verschiedenen lebenden Organismen. Rhythmische Funktionsäußerungen finden sich bereits auf subzellulärem Niveau in der Zelle selbst, in Geweben und Organen, im Gesamtorganismus und auch in ganzen Populationen. Die zweite Organisationsebene beinhaltet die unterschiedlichen Periodenlängen der biologischen Rhythmen, die sich über einen weiten Zeitbereich von wenigen Millisekunden bis zu einem Jahr erstrecken können. Die bekanntesten Rhythmen sind die circadianen Rhythmen, die sich ungefähr (»circa«) über vierundzwanzig Stunden (»dian«) erstrecken. Der Terminus »circadian« wurde 1959 von Franz Halberg, einem der »Urväter« der Chronobiologie, kreiert. Ich werde in den nächsten Kapiteln auf die einzelnen Aspekte der Chronobiologie und die Bedeutung des Schlafes für den älteren Menschen eingehen.

27 *Was ist die innere Uhr?*

Wie alles begann

Bis zum 18. Jahrhundert glaubte man, dass ausschließlich der Helldunkelwechsel die Funktionen der Organismen steuert. Systematisch begonnen hat die Erforschung der inneren Uhr Anfang des 18. Jahrhunderts. Jean Jacques D'Ortous de Mairan, ein Astronom, besaß eine Mimose, die in einem Topf auf seinem Fensterbrett stand. Er wusste, dass die Pflanze am Tag unter Einfluss des Sonnenlichts ihre Blätter öffnete und sie nachts schloss. Ihn interessierte dann irgendwann, wie sich die Pflanze verhielte, wenn sie dauerhaft unter dunklen Bedingungen gehalten würde. Zu seiner Überraschung zeigten die Blätter der

Mimose auch unter diesen experimentellen Bedingungen die gleiche Aktivität. Das war der erste Hinweis, dass es eine eigene Struktur im Organismus der Pflanze geben musste, die den »Takt« vorgab und unabhängig vom Helldunkelwechsel arbeitete.

Dass eine innere Uhr beim Menschen existiert, wurde zwar angenommen, der wissenschaftliche Beweis gelang aber erst in den Sechzigerjahren des 20. Jahrhunderts. In einem unterirdischen Bunker in der Nähe des Kloster Andechs bei München wurden unter der wissenschaftlichen Leitung von Jürgen Aschoff und Rütger Wever Versuchspersonen für einige Wochen (im Schnitt etwa vier Wochen) völlig abgeschottet von der Außenwelt gehalten. Sie wurden von verschiedenen Einflüssen, die sie an die Zeit erinnern könnten – etwa Radiosendungen, tägliche Zeitung oder Helldunkelwechsel – ferngehalten. Diese immer wiederkehrenden Ereignisse beziehungsweise Dinge sind in der Lage, die innere Uhr zu synchronisieren, also zu takten. Die Versuchspersonen konnten sich in der Isolation frei bewegen und ihren Tagesablauf selber gestalten. Wenn sie zu Bett gehen wollten, gingen sie schlafen, wenn sie essen wollten, aßen sie und so weiter.

Verschiedene körperliche beziehungsweise psychologische Parameter wurden bei den Versuchspersonen gemessen, beispielsweise der Blutdruck und die Körperkerntemperatur, ebenso das Schlafverhalten. Die Ergebnisse zeigten, dass auch unter diesen Bedingungen das Schlaf-wach-Verhalten eingehalten wurde und alle gemessen Funktionsparameter einen circadianen Rhythmus zeigten. Jedoch war die Periodenlänge nicht 24 Stunden, sondern lag zwischen 24,5 und 25 Stunden. Das bedeutet, dass der im Körper gebildete circadiane Rhythmus durch die innere Uhr nicht genau 24 Stunden beträgt, sondern geringfügig davon abweicht. Auch Blinde haben diesen »freilaufenden« Rhythmus. Durch rhythmische Signale aus der natürlichen Umwelt wird dieser freilaufende Rhythmus auf exakte 24 Stunden eingestellt. Diese rhythmischen Signale werden als Zeitgeber bezeichnet.

Der wohl wichtigste Zeitgeber für alle Lebewesen auf unserer Welt ist das Licht beziehungsweise der Helldunkelwechsel in der 24-Stunden-Periode. Die Sonnenfinsternis ist ein gutes Beispiel für den Einfluss des Lichts auf das chronobiologische System und das Schlaf-wach-Verhalten. Einige Tiere gingen zum Zeitpunkt der totalen Sonnenfinsternis am 11. August 1999 in Deutschland schlafen.

Neben dem Helldunkelwechsel gibt es täglich regelmäßig wiederkehrende Dinge, etwa die morgendlichen Nachrichten im Radio oder auch die Tagesschau am Abend.

Beim Menschen spielen aber auch noch soziale Kontakte und eine regelmäßige Einnahme von Mahlzeiten eine wichtige Rolle. Eine regelmäßige Zufuhr von Mahlzeiten hat nicht nur Zeitgeberwirkung, sondern dadurch wird auch die Gewichtsentwicklung im Vergleich zu einer unregelmäßigen Mahlzeiteneinnahme günstig beeinflusst. Der Mensch nimmt normalerweise drei Hauptmahlzeiten pro Tag zu ähnlicher Zeit ein: Frühstück – Mittag – Abendessen. Dies zeigte sich auch in Isolationsexperimenten. Ältere Menschen, die allein leben, vergessen manchmal zur rechten Zeit zu essen. Soziale Netzwerke können da helfen.

Wo liegt die innere Uhr?

Der Ursprung der körpereigenen Rhythmizität liegt im Bereich des *Nucleus suprachiasmaticus* (SCN) des Hypothalamus. Dabei steht »supra« für oben oder über und »chiasmaticus« für den

Gabelungspunkt der Sehbahn, die die Informationen vom Auge in die Sehrinde weiterleitet. Das SCN ist sozusagen die Vorstandsetage, von wo aus die Zeitabhängigkeit der Körperfunktionen gesteuert werden. Die beidseitig gelegenen SCN haben ein Volumen von etwa einem Kubikmillimeter und weisen ungefähr 50 000 Nervenzellen auf. In der Terminologie der Chronobiologie werden diese Strukturen als sogenannte Hauptoszillatoren bezeichnet, in der englischsprachigen Literatur wird von »Master Clock« gesprochen, und in der populärwissenschaftlichen Ausdrucksweise wird der Begriff »innere Uhr« verwendet.

Während in der Frühzeit der wissenschaftlichen Chronobiologie noch darüber diskutiert wurde, ob es sich bei den circadianen Rhythmen wirklich um eine körpereigene oder ausschließlich durch Umwelteinflüsse hervorgerufene Rhythmizität handelt, hat das Verhalten der Versuchspersonen unter Isolationsbedingungen im Bunker bereits den Beweis erbracht, dass die Rhythmizität von endogenen Einflüssen und somit der Autonomie des circadianen Systems bestimmt wird. Mittlerweile wurden beim Menschen auch wichtige Gene entschlüsselt, die für die circadiane Rhythmik verantwortlich sind. Diese werden Uhr(en)gene genannt, etwa das Clock- oder Period-Gen, und steuern auf Zellebene die Funktion einzelner Zellen und Organe. Eindeutig ist daher festzustellen, dass die Rhythmizität eine Eigenheit ist, die jedem Lebewesen und daher auch dem Menschen innewohnt, die genetisch determiniert wird und auch nach Ausschluss aller bekannten rhythmischen Signale aus der Umwelt fortbesteht.

Eine Zerstörung der inneren Uhr beim Versuchstier führt zu einem Verlust der circadianen Rhythmen und macht das Tier arrhythmisch.

Im Alter kommt es relativ häufiger zu einem Abschwächen oder im Extremfall einem Verlust der circadianen Rhythmen. Dies wird in Zusammenhang gebracht mit der Degeneration von Nervenzellen im SCN. Bei Alzheimer-Patienten beispielsweise findet man eine deutliche Degeneration von Nervenzellen im SCN. Außerdem lassen Studien vermuten, dass ein gestörter circadianer Rhythmus des Eiweißmoleküls und Botenstoffs Adiuretin ursächlich bei der Störung der Funktion der inneren Uhr beteiligt sein könnte. Störungen des circadianen Systems im Alter äußern sich vor allem in Störungen des Schlaf-wach-Verhaltens, auf das ich noch näher im Kapitel 30 eingehen werde. Außerdem scheint Altern mit einer gestörten Wirkung von Uhr(en)genen beziehungsweise deren Produkten einherzugehen.

28 *Das Leben wird durch circadiane Rhythmen bestimmt*

Über biologische Rhythmen einzelner endokriner, metabolischer oder funktioneller Parameter liegen zahlreiche Untersuchungen vor, die in weiterer Folge exemplarisch illustriert werden:

Körperkerntemperatur: Die Rhythmizität der Körperkerntemperatur ist sicherlich der in der Chronobiologie am häufigsten untersuchte Parameter. Die Körperkerntemperatur ist am höchsten am Nachmittag und am niedrigsten in den frühen Morgenstunden mit einer Schwankung von bis zu einem Grad Celsius. Für den circadianen Rhythmus der Körperkerntemperatur ist vorwiegend eine Veränderung der Wärmeabgabe und nicht eine Variation der Wärmeproduktion verantwortlich.

Herz-Kreislauf-System: Die rhythmischen Fluktuationen des Blutdrucks weisen unterschiedliche Veränderungen über die 24-Stunden-Periode auf und zeigen eine deutliche Abnahme während der Nacht. Auch die Herzfrequenz ist in der Nacht niedriger.

Atmung: Die Lungenfunktion ist von der Physiologie her am Nachmittag besser als in den späten Nachtstunden. Das hängt vor allem mit der Weite der Bronchien zusammen, die nachts enger gestellt sind als am Nachmittag. Bei Asthmatikern sind die physiologischen Schwankungen der Kaliberweite der Bronchien noch ausgeprägter, was sich in einer Verschlechterung der Lungenfunktion während der Nachtstunden bemerkbar macht. Aus diesem Grund haben viele Asthmatiker in der Nacht ihre Anfälle.

Immunsystem: Im komplexen Immunsystem des Menschen weisen viele Immunparameter Rhythmen auf. So zeigt die Gesamtzahl der weißen Blutzellen (Leukozyten) einen deutlichen Tagesgang mit Maximalwerten während der Nacht, wohingegen die Zahl der Antikörper im Blut am höchsten am frühen Nachmittag ist. Interessant ist auch die Tatsache, dass die Antikörperproduktion nach Impfungen am Nachmittag besonders ausgeprägt ist und in dieser Zeit auch die stärksten Lokalreaktionen auftreten.

Hormonelles System: Das endokrine System ist durch eine große Anzahl von regelmäßig wiederkehrenden Perioden charakterisiert. Am bekanntesten sind der frühmorgendliche starke Anstieg des Stresshormons Cortisol und die vermehrte Ausschüttung des Wachstumshormons in den ersten Tiefschlafphasen. Interessant ist in diesem Zusammenhang, dass bei älteren

Menschen viele Hormone eine Phasenverschiebung aufweisen, das heißt, dass ihre Maximal-oder Minimalwerte früher oder später auftreten.

Im Alter verschiebt sich eventuell nicht nur die Phase einzelner physiologischer Funktionen, auch ihr Ausmaß nimmt unter Umständen ab. Letzteres bedeutet, dass die tageszeitabhängigen Unterschiede einzelner Funktionen geringer ausfallen. Außerdem erhöht sich das Risiko für eine interne Desynchronisation, das heißt, dass die Rhythmen einzelner Organsysteme nicht mehr so gut aufeinander abgestimmt sind.

Rhythmizität und Leistung

Der Komplex der Leistungsfähigkeit und dessen Tagesrhythmen werden von verschiedenen Faktoren, etwa Übung, Berufserfahrung, Motivation, Persönlichkeitsmerkmale, Wechsel des Schlaf-wach-Rhythmus und veränderte Umweltfaktoren, beeinflusst. Hohe Leistungsfähigkeit durch Übung oder besondere Motivation äußert sich in einer Abnahme der Differenz zwischen Minimal- und Maximalwerten des Tagesrhythmus, das heißt, dass die tageszeitabhängigen Unterschiede in der Leistungsfähigkeit geringer ausfallen. Persönlichkeitsmerkmale wie Extrovertiertheit (Abendtypen) oder Introvertiertheit (Morgentypen) beeinflussen die circadiane Dynamik von Funktionswerten der Leistungsfähigkeit. Verschiedene muskuläre Parameter wie beispielsweise die Muskelstärke haben einen Circadianrhythmus mit höheren Werten in den Nachmittags- und Abendstunden im Vergleich zum Vormittag. Dies steht in Übereinstimmung mit der These, wonach viele Hinweise dafür existieren, dass der Organismus des Menschen am späten Nachmittag und frühen Abend körperlich am leistungsfähigsten ist.

Wegen der praktischen Bedeutung soll abschließend darauf hingewiesen werden, dass eine Veränderung der Zeitstruktur, wie sie zum Beispiel bei Schichtarbeit im Sinne einer inneren Desynchronisation auftritt, eine Beeinträchtigung der Leistungsfähigkeit zur Folge haben kann.

29 *Morgen- und Abendmenschen – kann beziehungsweise will man etwas dagegen tun?*

Benjamin Franklin soll einmal gesagt haben: »Early to bed and early to rise makes a man healthy, wealthy, and wise.« (Früh ins Bett und früh aufstehen machen einen Mann gesund, wohlhabend und weise.) Der wissenschaftliche Beweis steht diesbezüglich jedoch noch aus.

Anlehnend an Tierversuche, aber auch neuere Studien bei Menschen scheint der Chronotyp, also ob jemand ein Morgen- oder Abendmensch ist, genetisch bestimmt zu sein. Dabei spielen die bereits erwähnten Uhrengene und deren Varianten eine zentrale Rolle.

Eigenschaft	**Morgentyp**	**Abendtyp**
am besten aufmerksam	um die Mittagszeit	um 18.00 Uhr
am meisten aktiv	um 14.30 Uhr	um 17.30 Uhr
beste Stimmung	zwischen 9.00 und 16.00 Uhr	stetiger Anstieg bis 22.00 Uhr

Eigenschaft	**Morgentyp**	**Abendtyp**
Wecker	keiner notwendig	multiple Wecker
Stimmung	Abnahme über den Tag	stetiger Anstieg über den Tag
Lieblingsmahlzeit	Frühstück	Abendessen
Kaffee	Tassen	Kannen
Für Schichtarbeit tauglich?	besser Tagschicht	besser tolerabel
Reisen	öfter Jetlag	bessere Adaptation
*»Naps«**	selten	öfter
Verhalten	in der Früh: gesprächig	am Abend: voller Energie

Tabelle 1: Unterschiede zwischen Morgen- und Abendmenschen
Adaptiert aus: Michael Smolensky, Lynne Lamberg, *The body clock guide to better health*, New York 2000
* Naps sind Kurzschlafepisoden von etwa fünfzehn bis dreißig Minuten. Sie können effizient helfen, den Körper noch für einige Stunden auf Trab zu halten. Sie bieten sich insbesondere an, um die Müdigkeit nach dem Mittagessen zu bekämpfen.

Was könnten unzufriedene Morgen- oder Abendtypen tun, um sich (einigermaßen) an die zeitversetzt laufende Umwelt anzupassen?

Vorschläge für Morgentypen:

- den späten Nachmittag und frühen Abend draußen verbringen – das gilt vor allem für ältere Menschen, die sehr früh schlafen gehen und aufwachen
- Abendaktivitäten steigern, dazu gehören etwa Spaziergänge und angenehme Gespräche
- in dunklen Räumen schlafen

Vorschläge für Abendtypen:

- nach den Aufwachen/Aufstehen sobald wie möglich an die frische Luft gehen, viel Sonnenlicht in der Früh (aufmerksamer in der Früh)
- zur gleichen Zeit aufwachen (»Einstellen der inneren Uhr«)
- am Abend vorher bereits Vorbereitungen für den nächsten Tag treffen
- die Nacht ruhiger angehen lassen
- bei offen Gardinen schlafen (wenn man nicht gerade von einem »Straßenspot« direkt angestrahlt wird)

Und bei beiden Typen hilft viel Bewegung!

30 *Im Alter schläft es sich nicht so gut*

Der Schlaf ist ein physiologischer Prozess, der für die Regeneration des Körpers lebenswichtig ist. Im Alter kommt es zu qualitativen und quantitativen Veränderungen des Schlafes. Der Schlaf setzt sich grundsätzlich aus verschiedenen Phasen zusammen. Unterscheiden kann man dabei den Nicht-REM-Schlaf vom REM-Schlaf. REM steht für »Rapid Eye Movement« und bezieht sich auf schnelle Augenbewegungen, die während dieser Schlafphase auftreten. Vor allem in den REM-Phasen treten Träume auf beziehungsweise kann man sich gut an sie erinnern. Beim Nicht-REM-Schlaf kann man unterscheiden zwischen den Phasen eins und zwei, in denen der Schlaf relativ leicht und oberflächlich ist, und den Tiefschlafphasen drei und vier, die vor allem in der ersten Nachthälfte vorkommen. Insbesondere die Tiefschlafphasen sind für eine Erholung und Regeneration des Körpers elementar. Im Tiefschlag werden auch Reize und Informationen, die tagsüber erworben worden sind, verarbeitet und gespeichert. So gesehen ist der Schlaf wichtig für das Gedächtnis und für Lernvorgänge. Der Körper macht in einer Nacht normalerweise mehrere dieser Phasen durch. Um tagsüber optimal aufmerksam und leistungsfähig zu sein, benötigt der erwachsene Mensch mindestens sieben bis acht Stunden Schlaf in der Nacht.

Schlafmangel und Schlafstörungen

Viele ältere Menschen leiden unter Schlafstörungen. Zahlreiche Faktoren können der Grund sein. Zu diesen gehören chronische Krankheiten, Nebenwirkungen von Medikamenten, psychische Störungen, primäre Schlafstörungen, aber auch der übermäßige Konsum von Alkohol.

Die wichtigste Veränderung im Alter ist vor allem ein zu frühzeitiges Einschlafen und, damit zusammenhängend, ein zu frühzeitiges Aufwachen. Zu weiteren Schlafproblemen gehören eine verlängerte Einschlafzeit, ein Schlaf mit vielen Unterbrechungen sowie zu kurze Schlafperioden in den tiefen Schlafphasen drei und vier, welche in der frühen Nacht auftreten. Auch Krankheiten der Lunge oder des Herzens beziehungsweise Schwierigkeiten, den Harn zu halten, veranlassen Menschen, in der Nacht aufzuwachen. Der ältere Mensch braucht nicht unbedingt weniger Schlaf als ein jüngerer. Der kürzere, gestörte Schlaf fordert seinen Tribut. Man ist tagsüber schläfriger. Dadurch wird das Risiko für Verkehrsunfälle und Stürze, die im schlimmsten Fall zu Schenkelhalsbrüchen führen können, erhöht. Außerdem bewirkt ein schlechter Schlaf eine Einschränkung der kognitiven Fähigkeiten. Daneben wirkt sich eine gestörte Atmung während des Schlafes ungünstig auf Organfunktionen aus. Ein Schlafmangel erhöht außerdem das Risiko für Diabetes und Übergewicht. Außerdem kann durch Schlafmangel auch das Immunsystem beeinträchtigt werden.

Bei einem Versuch mit jüngeren Erwachsenen zeigte sich, dass durch eine Schlafdauer von sechs Stunden pro Nacht über mehr als eine Woche entzündungsfördernde Eiweißmoleküle ins Blut ausgeschüttet wurden. Ein Schlafmangel bewirkt außerdem eine vermehrte Ausschüttung des Stresshormons Cortisol, was sich nachteilig auf den Stoffwechsel, etwa eine Erhöhung des Blutzuckerspiegels, aber auch auf neurophysiologische Parameter, wie zum Beispiel das Gedächtnis, auswirken kann. Schließlich erhöht chronisch schlechter Schlaf auch das Risiko für Bluthochdruck.

Obwohl geringfügige Beeinträchtigungen der Schlafqualität im Alter auftreten können, sollten deutliche Schlafstörungen, aber auch eine erhöhte Schläfrigkeit am Tag unbedingt medizinisch abgeklärt werden.

Was kann man tun?

Zu Fundamenten einer guten Schlafhygiene gehören:

- Verwenden Sie Ihr Bett nur zum Schlafen oder für sexuelle Aktivitäten.
- Wenn Sie nicht schlafen können, verlassen Sie das Bett und entspannen Sie sich mit Aktivitäten wie Lesen oder Musik hören.
- Versuchen Sie, zu gleichen Zeiten ins Bett zu gehen und aufzuwachen. Das stellt die innere Uhr ein.
- Reduzieren Sie, so weit es geht, die Lärm- und Lichtbelastung in der Nacht.

- Versuchen Sie, auch während des Einschlafens an angenehme Dinge zu denken und sich nicht mit Problemen und deren Lösungen auseinanderzusetzen.
- Entwickeln Sie Zubettgeh-Rituale, die zur Routine werden sollten, zum Beispiel vorm Schlafengehen entspannende Tätigkeiten (Beten, Meditation, Yoga)
- *Vermeiden Sie*: ein zu frühzeitiges Zubettgehen; Kurzschlafepisoden, sogenannte Naps, am späten Nachmittag und am Abend; opulente Abendessen; koffeinhaltige Getränke wie Kaffee und Energy-Drinks sowie große Mengen Alkohol kurz vor dem Schlafengehen; intensive körperliche Tätigkeiten kurz vor dem Schlafengehen.
- Ein abendlicher Spaziergang kann unter Umständen auch helfen.

Ein warmes Bad beziehungsweise Fußbad etwa eineinhalb bis zwei Stunden vor dem Schlafengehen kann ebenfalls die Einschlafdauer verkürzen und eventuell sogar den traumreichen REM-Schlaf verbessern. Auch ein Saunagang zwei bis drei Stunden vor dem Schlafengehen kann unter Umständen die Schlafqualität verbessern. Wärmeanwendungen kurz vor dem Schlafengehen sind jedoch nicht unbedingt zu empfehlen, da sie unter Umständen aufputschend wirken.

Lichttherapie

Neben schlaffördernden Medikamenten kann bei Schlafstörungen im Alter manchmal auch eine richtig dosierte Lichttherapie helfen, die Schläfrigkeit am Tag zu reduzieren und den Einschlafvorgang zu verkürzen. Studien konnten beispielsweise zeigen, dass bei Alzheimer-Patienten, die häufig neben Schlafstörungen auch kurz vor beziehungsweise nach Sonnenuntergang unruhiger werden, eine Lichttherapie am Vormittag positive Wirkungen erzielt. Eine neuere Studie hat des weiteren einen günstigen Effekt einer Kombination von morgendlicher Lichttherapie und abendlicher Gabe von Melatonin bei Alzheimer-Patienten in Pflegeheimen beschrieben.

Die Lichttherapie wird erfolgreich bei der Winterdepression angewandt. Dabei scheint insbesondere eine Lichtexposition am Vormittag zu helfen. Die wenigen Nebenwirkungen können in Abhängigkeit der Lichtdosis Kopfschmerzen und leichte Erregung (Hypomanie) sein. Daher sollte die Therapie bei manischen Zuständen nicht durchgeführt werden. Bei einer Exposition am Abend könnte die Einschlafzeit nach hinten verlagert werden.

31 *Die Relevanz der Chronomedizin für den älteren Menschen*

Wir leben in einer modernen Welt, in der unser chronobiologisches System ständig durch verschiedene Reize und Faktoren gestört wird. Besonders schlimm ist die Lichtverschmutzung in der Nacht. Dieser Lichtsmog ist nicht nur dem Chronobiologen ein Dorn im Auge, sondern auch dem (Hobby-)Astronomen. Eine Beobachtung der Sterne im Stadtgebiet von Wien zum Beispiel ist fast nicht mehr möglich. Die Erfindung des künstlichen Lichts gefährdet das chronobiologische System, welches sich über Millionen von Jahren, beginnend vom Einzeller bis zu komplexen Organismen, entwickelt hat. Innerhalb der letzten zwei Jahrhunderte kam es durch künstliches Licht, Schichtarbeit, Urbanisierung mit Lärm und anderen Störfaktoren zu massiven Veränderungen unserer unmittelbaren Umwelt. Dass das nicht ohne Konsequenzen bleiben kann, sollte klar sein.

Daneben können auch ein hoher Koffeinkonsum, Alkohol, Nikotin sowie gewisse Medikamente das chronobiologische System negativ beeinflussen.

Krankheiten und das chronobiologische System

- Blut- und Harnkonzentrationen vieler Laborwerte variieren über den Tag. Daher kann eine Blutprobe, die in der Früh abgenommen wurde, nicht eins zu eins mit einer vom Nachmittag verglichen werden.
- Viele Krankheiten führen zu Störungen der circadianen Rhythmen. So zeigen Patienten mit verschiedenen Formen von Herzerkrankungen eine geringere Variation der Herz- und Atemfrequenz, eine höhere nächtliche Herzfrequenz, das Auftreten von Minimalwerten zu einem späteren Zeitpunkt und ein weniger strukturiertes Atmungsmuster im Vergleich zu Herzgesunden. Außerdem können Störungen der inneren Uhr zu einem gestörten Schlaf-wach-Verhalten führen.
- Die Symptome vieler Krankheiten variieren über den Tag und sind außerdem noch jahreszeitabhängig. Herzinfarkte treten zum Beispiel gehäuft zwischen sechs und zwölf Uhr mittags auf, wohingegen Asthmaattacken häufiger zwischen Mitternacht und sechs Uhr früh zu beobachten sind.
- Wiederholte Störungen der inneren Uhr können das Risiko für Krankheiten erhöhen. Diskutiert wird das vor allem für jahrelange (rotierende) Schichtarbeit (»wechselnde Tag-Nachtdienste«) und einem erhöhten Brustkrebsrisiko bei Krankenschwestern, obwohl diesbezüglich weitere Studien notwendig erscheinen.

Medikamente und Chronobiologie = Chronopharmakologie

Die Chronopharmakologie befasst sich mit der Untersuchung der Interaktionen zwischen dem System der biologischen Rhythmizität und den Auswirkungen von Medikamenten. Dabei zeigten bereits einige Studien, dass das Wirkungs-, aber auch das Nebenwirkungsprofil vieler Medikamente von der Tageszeit, in der sie eingenommen werden, abhängen. Hier spielen vor allem zeitabhängige Variationen und Empfindlichkeiten einzelner Organsysteme eine Rolle.

Für eine Reihe von Medikamenten und Erkrankungen liegen chronopharmakologische Studien vor, so zum Beispiel für die Chemotherapie bei metastasierendem Dickdarmkarzinom sowie für die Therapie von Asthma, Angina Pectoris, Herzinfarkt, Bluthochdruck und Magengeschwür. Die Ergebnisse chronopharmakologischer Forschung weisen zudem auf die wesentliche Tatsache hin, dass hinsichtlich der Medikamentenwirkung individuelle Unterschiede bestehen. Dabei spielt neben Alters- und Geschlechtseinflüssen ebenfalls noch eine auch bei gesunden Menschen unterschiedlich ausgeprägte Tendenz zur Desynchronisation und Ausbildung freilaufender Rhythmen eine Rolle. Als Folge davon können chronopharmakologische Effekte beim Einzelindividuum von jenen Erwartungswerten abweichen, die aus Gruppenuntersuchungen abgeleitet wurden.

V *Ein bis zwei Jahrzehnte (oder noch mehr?) sind drin – gesunde Ernährung und Bewegung machen es möglich*

Roger Bacon (1214–1294), ein Franziskanermönch, sagte bereits vor mehr als siebenhundert Jahren, dass eine wohldurchdachte, ausgewogene Kost, Bewegung und gute hygienische Verhältnisse das Altern abwenden können. Bis heute hat sich an diesen Empfehlungen nicht viel geändert. Der zusätzliche Rat Bacons, man solle auch den frischen Atem einer blühenden Jungfrau inhalieren, um seine Jugend zu erhalten, ist natürlich nicht unbedingt haltbar oder zu empfehlen. Dieser Glaube rührte damals von einer Geschichte König Davids her, der im Alter nachts zwischen zwei Jungfrauen zu schlafen pflegte, um seine Jugend wiederzuerlangen.

»Ein Milligramm an Prävention ist so viel wert wie ein Kilogramm Therapie«, lautet die Überschrift zu einem Kapitel in einer Übersichtsarbeit von Roy G. Cutler und Mark P. Mattson aus Baltimore, USA. »Erfolgreiches Altern«, »gesundes Altern« und »würdevolles Altern« sind zu wichtigen Begriffen in der Gerontologie geworden. Viele altersabhängige Krankheiten haben die gleichen Risikofaktoren wie insbesondere eine übermäßige, fett- und kalorienreiche Kost sowie Bewegungsarmut. Ziel der

Prävention und Gesundheitsförderung im Alter ist sowohl die Verringerung des Krankheitsrisikos als auch die Vermeidung körperlicher und geistiger Beeinträchtigungen, damit die Selbständigkeit möglichst lange erhalten bleibt. Aktives Altern wird auch und besonders von der Weltgesundheitsorganisation propagiert mit dem Ziel, die Lebensqualität der älteren Menschen zu verbessern.

Eine gesunde Ernährung kann zwar nicht die maximale Lebensspanne, die bei etwa hundert bis hundertzwanzig Jahren liegt, verlängern. Diese wird durch genetische und andere Faktoren des Alterns (siehe hierzu Teil II) bestimmt. Eine gesunde Ernährung erhöht jedoch die Wahrscheinlichkeit, die individuell vorgesehene Lebensspanne zu erreichen. Heutzutage steht im Vergleich zu früher nicht mehr der Nährstoffmangel im Vordergrund, sondern in zunehmendem Maß die wachsende Anzahl von Übergewichtigen und Fettleibigen in der Bevölkerung. In der Gruppe der jüngeren Senioren bis etwa zum siebzigsten oder fünfundsiebzigsten Lebensjahr spielt daher eher die Über- beziehungsweise Fehlernährung eine Rolle, während bei den Hoch- und Höchstbetagten das Risiko für Mangel- und im schlimmsten Fall Unterernährung vorherrscht.

32 *Gesunde Ernährung – Schutz vor vielen Krankheiten*

»Im Alter kann ich alles tun! Ich kann mich gehen lassen, es ist eh schon egal! Ich kann essen und trinken was ich will!« Es kann sein, dass der eine oder andere ältere Mensch diese Ansichten pflegt. Jedoch gerade im Alter wäre es wichtig, sich an die Empfehlungen für gesunde Ernährung zu halten. Der Hauptgrund ist die verminderte Reserve- oder Pufferkapazität des älteren Menschen. Ein jüngerer Mensch steckt schlechte Ernährung besser weg als ein Senior, der bereits altersbedingte oder krankhafte Veränderungen in den Organen aufweist. Für ältere Menschen gelten grundsätzlich die gleichen Empfehlungen für eine gesunde Ernährung wie für jüngere. Daneben gibt es noch ein paar »Problemnährstoffe«, von denen Ältere aufgrund von physiologischen Veränderungen, Krankheiten oder auch der geringeren Energiezufuhr unter Umständen nicht genügend zu sich nehmen. Auf diese Nährstoffe werde ich im nächsten Kapitel näher eingehen.

Eine gesunde Ernährung bildet grundsätzlich die Basis für körperliches und geistiges Wohlbefinden. Sie stellt eine wichtige Voraussetzung für eine bestmögliche Leistungsfähigkeit im täglichen Leben dar und schützt vor vielen Krankheiten. Beide Aspekte sind für ältere Menschen von besonderer Wichtigkeit, da dadurch die Unabhängigkeit gewahrt und die Basis für ein längeres Leben geschaffen wird. Zu einer gesunden Ernährung gehören vor allem eine ausgewogene Mischkost mit einem sinnvollen Verhältnis an energiehaltigen Nährstoffen (Kohlenhydrate, Fett, Eiweiß) sowie eine ausreichende Flüssigkeitszufuhr.

Wichtig ist, dass vor allem hochwertige Lebensmittel auf dem Speiseplan stehen, die einen hohen Gehalt an Vitaminen, Mineralstoffen und anderen lebenswichtigen Wirkstoffen enthalten. Obst und Gemüse, Kartoffeln, Vollkorn- und Milchprodukte, Fisch sowie magere Fleischsorten gehören zu den hochwertigen Lebensmitteln. Nebenbei liefern Obst, Gemüse und Vollkornprodukte zusätzlich noch gesundheitsfördernde Wirksubstanzen, die vor verschiedenen Krankheiten wie zum Beispiel Krebs,

Herzinfarkt, aber möglicherweise auch vor neurodegenerativen Erkrankungen wie Demenz schützen. Diese Lebensmittel haben zudem einen hohen Anteil an Ballaststoffen, die den Stuhlgang fördern, den Cholesterinspiegel senken und eine langsamere Aufnahme von Zucker im Darm bewirken und somit günstig bei Diabetikern wirken.

Im Gegensatz zu den hochwertigen Lebensmitteln gibt es dann noch die »leeren Energieträger«, zu denen beispielsweise Zucker, Süßigkeiten und Alkohol zählen. Diese besitzen keine oder nur einen geringen Anteil an wichtigen Nährstoffen und sind außerdem noch bei hohem Konsum gesundheitsschädlich; ständiger Zuckerverzehr etwa kann zu Karies führen oder Alkoholmissbrauch zu Lebererkrankungen.

Zum Alkohol ist zu sagen, dass etwa ein Achtelliter Wein täglich in Ordnung ist, falls keine Suchtprobleme oder Lebererkrankungen vorliegen. Wer allerdings bis ins Alter keinen Alkohol getrunken hat, sollte damit nicht unbedingt noch beginnen.

Tabelle 2. Empfehlungen für eine gesunde Ernährung von älteren Menschen

Speiseplan	vielseitig und abwechslungsreich
Lebensmittel	Bevorzugung von Lebensmitteln mit einer hohen Dichte an lebenswichtigen Nährstoffen
Energiemenge	Vermeidung von Unter- beziehungsweise Übergewicht durch Anpassung der Energiemenge der Lebensmittel an den Energieumsatz
Fett	sparsamer mit Lebensmitteln, die reich an gesättigtem Fett sind
Gewürze	weniger Salz, mehr Gewürze

Süßspeisen	kontrolliert, nicht zu häufig
Vollkornprodukte	mehrmals täglich
Obst und Gemüse	mehrmals täglich
Fleisch und Fisch	maximal zwei- bis dreimal die Woche Fleisch und mindestens ein- bis zweimal die Woche Fisch
Trinken	mindestens 1,5 Liter/Tag kalorienfreie, vorzugsweise calcium- und magnesiumreiche Getränke
Alkohol	maximal 1/8 Liter Wein pro Tag
Zubereitung der Speisen	schmackhaft und schonend

Es ist natürlich besser, so früh wie möglich mit einer ausgewogenen Ernährung zu beginnen. Aber auch ein Beginn im späten Alter bringt Vorteile mit sich. Gesundes Essen soll genussvoll und nicht mit Verboten behaftet sein.

Zum Thema Ernährung habe ich ein eigenes Buch verfasst: *50 einfache Dinge, die Sie über Ernährung wissen sollten,* das ich allen empfehlen möchte, die sich ausführlicher mit dem Thema auseinandersetzen wollen.

33 *Problemnährstoffe und Trinkverhalten im Alter*

Im Alter kommt es vor allem zu einer Abnahme der Muskelmasse und einer Zunahme der Fettmasse. Dadurch sinkt der Grundumsatz und damit der Energiebedarf. Trotzdem bleibt der Bedarf an lebenswichtigen Nährstoffen unverändert, bei

Vitamin D ist er beispielsweise sogar höher als in jungen Jahren. Daraus ergibt sich ein höheres Risiko für eine ungenügende Versorgung mit Nährstoffen im Alter. Dem kann nur durch eine gute Auswahl an Lebensmitteln gegengesteuert werden. Grundsätzlich wird, anlehnend an eine Befragung von älteren Menschen, zu oft Fleisch und Wurst und zu selten Fisch verzehrt. Die Empfehlung, tagsüber häufiger zu Gemüse und Obst zu greifen, wird leider nicht immer befolgt.

Das Ernährungsverhalten wird sehr stark in der Kindheit und Jugend geprägt. Ein eingefahrenes Ernährungsmuster zu verändern fällt schwer. Daher ist es umso schwieriger, einen älteren Menschen, der sich seit fünfzig Jahren eher »deftig« ernährt hat, auf fünfmal Obst und Gemüse pro Tag umzustellen. Außerdem hat die 75- bis 80plus-Generation auch bewusst den zweiten Weltkrieg und die Nachkriegsjahre mit ihrer Nahrungsknappheit und einer deutlich eingeschränkten Auswahl an Lebensmitteln erlebt.

Daneben kann es im Alter durch krankhafte Veränderungen im Magen-Darm-Trakt zu einer gestörten Verdauung und verringerten Aufnahme von Nährstoffen ins Blut kommen.

Es sollte grundsätzlich auch zwischen jüngeren (65 bis 75) und älteren (über 75 bis 80) SeniorInnen unterschieden werden. Bei den jüngeren SeniorInnen steht die Problematik des Übergewichts im Vordergrund, wohingegen Seniorinnen und Senioren über fünfundsiebzig bis achtzig eher das Risiko einer Mangelernährung aufweisen. Vor allem Bewohner in Altenpflegeeinrichtungen zeigen deutlich häufiger einen Nährstoffmangel.

Die Ernährungssituation von älteren Menschen wurde in einer großangelegten Befragung in dreizehn EU-Ländern und Norwegen überprüft. Dabei zeigte sich insbesondere bei österreichischen und britischen Senioren ein sehr hoher Fettverzehr und eine ungenügende Zufuhr von Ballaststoffen sowie bei allen Senioren eine verminderte Zufuhr von Vitamin D und Folat (Folsäure). Im Alter nimmt die Eigenproduktion von Vitamin D ab (siehe auch Kapitel 23). Wenn dann noch eine geringe Sonnenexposition dazukommt, kann leicht ein Vitamin-D-Mangel entstehen. Da nur wenige Lebensmittel Vitamin D in ansprechenden Mengen aufweisen (Eigelb, Margarine, Leber, Fettfische), ist in Rücksprache mit dem Arzt eine zusätzliche Gabe dieses Vitamins bei alten Menschen überlegenswert.

Die nicht ausreichende Zufuhr von Folat kann zu einer Erhöhung des Homocysteins im Blut führen. Ein erhöhter Homocysteinspiegel ist ein Risikofaktor für Herz-Kreislauf-Erkrankungen. Frühsymptome eines Folatmangels sind Müdigkeit, Vergesslichkeit und depressive Verstimmung. Dies erklärt die wichtige Rolle von Folat für neurologische Prozesse. Einige Studien konnten zeigen, dass ein Folatmangel möglicherweise zu einer Beeinträchtigung der kognitiven Funktionen im Alter führt (sogenannte Altersdemenz) und auch bei depressiven Störungen beteiligt ist.

Ein weiterer suboptimal zugeführter Nährstoff von Seniorinnen und Senioren in der EU ist Calcium. Ebenfalls unzureichend ist bei betagten österreichischen Älteren die Magnesiumzufuhr und bei Männern die Zinkzufuhr.

Ältere Menschen leiden häufig an der sogenannten atrophen Gastritits. Dabei kommt es durch eine jahrelang andauernde Gastritis zu einem zunehmenden Verlust der Schleimhaut des Magens. Dadurch wird unter anderem auch die Bildung eines Faktors vermindert, der für die Aufnahme von Vitamin B_{12} aus dem Darm ins Blut wichtig ist. Ein Vitramin-B_{12}-Mangel kann als Folge eine Blutarmut nach sich ziehen.

Wasser und Trinken

Viele ältere Menschen trinken zu wenig. Dabei spielt das verminderte Durstgefühl eine zentrale Rolle. Ältere Menschen bemerken häufig nicht, dass sie zu wenig trinken. Die ersten Symptome einer unzureichenden Trinkzufuhr sind Mundtrockenheit und ausgetrocknete Schleimhäute. Auch der Harn wird dunkler. Anlehnend an verschiedene Studien, kann angenommen werden, dass bereits ein geringfügiger Wassermangel das Risiko für gewisse Krankheiten wie Harnsteine und Harnwegsinfekte, Obstipation (Verstopfung), aber auch Venenthrombosen erhöht.

Ein Wassermangel von 1 bis etwa 2,5 Prozent der Körpermasse (bei einem siebzig Kilogramm schweren Mann entspricht das 0,7 bis 1,75 Liter) wird noch relativ gut toleriert, führt jedoch zu einer verminderten Leistungsfähigkeit. Ein höhergradiger Wassermangel hingegen kann bereits zu einer deutlichen geistigen Beeinträchtigung sowie höherer Herzfrequenz, Kopfschmerzen, Müdigkeit, verminderter Aufmerksamkeit und – so das Ergebnis einiger weniger Untersuchungen – auch zu gestörten Funktionen des Kurzzeitgedächtnisses führen. Ein noch höherer Wassermangel hat deutliche neurologische Störungen zur Folge, unter Umständen eine Erhöhung der Körperkerntemperatur sowie in dramatischeren Fällen Verwirrtheit, Koma und Tod.

Der Richtwert für die tägliche Wasserzufuhr bei Erwachsenen liegt bei etwa eineinhalb Liter pro Tag. Empfehlenswert sind jedoch höhere Trinkmengen von zwei bis drei Litern täglich.

Wichtig ist daher, dass man sich im Alter nicht ausschließlich auf den Durst verlässt, sondern nach einem festen Schema trinkt beziehungsweise Trinkflaschen immer in Sicht- und Reichweite zur Verfügung hat. Trinken sollte man vor allem ungesüßte, kalorienfreie Getränke – das sind hauptsächlich Leitungswasser,

Mineralwässer sowie ungesüßte Früchte- und Kräutertees. Bei Mineralwässern sind vor allem diejenigen zu empfehlen, die einen höheren Gehalt an Magnesium und Calcium, den wichtigsten Mineralstoffen in Mineralwässern, aufweisen.

34 *Langes Leben durch »Caloric Restriction«?*

Kann eine verminderte Zufuhr von Energie das Leben verlängern? Im Tierreich leben Tiere, die einen höheren spezifischen Energieumsatz (Energieverbrauch in Kilojoule pro Kilogramm Körpermasse) aufweisen wie zum Beispiel die Maus, deutlich kürzer als Tiere mit einem geringeren spezifischen Energieumsatz wie zum Beispiel der Elefant – ganz nach der Devise: »Die Kerze brennt langsamer ab, wenn sie nur an einem Ende brennt.« Oder: »Die Kerze, die doppelt so hell brennt, brennt halb so kurz.« Letztere Aussage wurde wahrscheinlich von dem englischen Physiker und Chemiker Michael Faraday (1791–1867) zur Mitte des 19. Jahrhundert getroffen. Auch im täglichen Leben ist es ähnlich. Je öfter wir bestimmte Gebrauchsgegenstände verwenden, desto schneller nutzen sie sich ab, werden defekt oder gehen ein.

Dass eine »Caloric Restriction« oder Energie- beziehungsweise Kalorienrestriktion den Alterungsprozess verzögert und die maximale Lebensdauer verlängert, wurde erstmalig 1935 von Clive McCay und Mitarbeitern von der Cornell University, USA, bei Ratten beschrieben. Danach folgten zahlreiche experimentell-kontrollierte Versuche zu »Caloric Restriction« bei Nagern und verschiedenen Modellorganismen. Mäuse etwa, die eine kalorienreduzierte Kost (bis zu vierzig Prozent Reduktion der Kalorien), die alle lebenswichtigen Nährstoffe beinhaltete, erhielten, lebten um etwa fünfzig Prozent länger als ihre Artgenossen, die sich normal ernährten. Die reduziert ernährten Tiere zeigten auch weniger oxidative Schäden durch freie Radikale, verbesserte Immunantworten und DNA-Reparaturmechanismen, einen geringeren Insulinbedarf sowie eine verminderte Körperkerntemperatur. Bei den kalorienreduziert ernährten Tieren traten auch physiologische Veränderungen, die mit dem Altersprozess assoziiert sind, etwa der Abfall des Hormonspiegels oder eine Funktionsbeeinträchtigung des Immunsystems, deutlich später auf. Weibliche Tiere wurden später fruchtbar, blieben es dafür aber dann länger.

Die Siebenten-Tags-Adventisten sind eine protestantische Religionsgemeinschaft mit Hauptsitz in Kalifornien. Im Gegensatz zu den meisten christlichen Kirchen, die den Sonntag für den regelmäßigen wöchentlichen Gottesdienst nutzen, ist für die Siebenten-Tags-Adventisten der Samstag der gottesdienstliche Ruhetag. Die Empfehlungen für ihre Lebensweise verdanken sie Ellen Gould White, die Ende des 19. Jahrhunderts Regeln für eine gesunde Lebensweise unter ihren Anhängern verbreitete. Es wird eine ausgewogene, hochwertige ovo-lakto-vegetarische Kost empfohlen, die aus natürlichen, also »biologischen«, Lebensmitteln besteht. Vermieden werden neben Alkohol und Tabak auch Zucker und stark verarbeitete Weißmehlprodukte. Verschiedene Untersuchungen an Adventisten ergaben, dass sie im Vergleich zur Gesamtbevölkerung eine längere Lebenserwartung aufweisen. Außerdem haben sie ein niedrigeres Risiko für Herz-Kreislauf-Erkrankungen sowie Lungen- und Dickdarmkrebs. Neben der gesunden Lebensweise spielen hier auch soziale Faktoren wie eine geringere Gewaltbereitschaft und weniger sozialer Stress ebenfalls eine Rolle.

Auf der Insel Okinawa in Japan etwa findet man relativ viele ältere Menschen und Hundertjährige. Eine genaue Analyse der Ernährungsgewohnheiten der dort lebenden Bevölkerung zeigte eine im Vergleich zum restlichen Japan deutlich geringere Aufnahme an Energie. Die Sterblichkeitsrate aufgrund von Herz-Kreislauf-Erkrankungen sowie Krebs beträgt hier nur etwa sechzig Prozent der Rate vom restlichen Japan. Interessant ist auch, dass Okinawaer, die ihre Insel verlassen hatten, höhere Mortalitätsraten aufwiesen als die Daheimgebliebenen.

Zum Einfluss der energiereduzierten Kost beim Menschen liegen etwa ein halbes Dutzend kontrollierter Interventionsstudien vor (siehe Kapitel 36). In diesen Studien wurden Versuchspersonen auf eine energiereduzierte Kost gesetzt, die zwischen zwanzig und fünfundzwanzig Prozent weniger Energie lieferte. Die Studiendauer betrug entweder sechs oder zwölf Monate. Dabei zeigte sich stets eine Abnahme des Körperfettanteils und in einigen Studien zusätzlich auch eine Verminderung der Insulin- und T_3-Konzentration (T_3 ist das biologisch aktive Schilddrüsenhormon) oder entzündungsfördernder Marker im Blut. In einer kurzzeitigen Studie über sechs Monate wurde etwa beschrieben, dass eine energiereduzierte Kost zu einer Verminderung des Nüchterninsulinspiegels, der Körpertemperatur und zu einer Reduktion der DNA-Schädigung führt. In einer Nachfolgestudie wurden Blutproben von Personen, denen eine energiereduzierte Kost verabreicht worden war, als Nährmedium für Zellen in der Gewebekultur verwendet. Dabei zeigte sich, dass Zellen, die in Gegenwart des Blutserums von Studienteilnehmern gezüchtet wurden, eine erhöhte Hitzeresistenz sowie eine vermehrte Bildung des Anti-Aging-Proteins Sir2 aufwiesen.

Ein interessantes Projekt in der Geschichte, in dem erzwungenermaßen eine energiereduzierte Kost verzehrt werden musste, ist das Biosphäre-2-Projekt. Für dieses Projekt wurde in Arizona Ende der Achtzigerjahre des letzten Jahrhunderts unter einem Kuppelbau aus Glas ein geschlossenes Ökosystem erstellt. Dieses simulierte fast alle ökologischen Bedingungen der Erde – von der Wüste bis zum Regenwald. Der Name Biosphäre 2 wurde in Anspielung auf Biosphäre 1, unsere Erde, gewählt. Das Experiment sollte beweisen, dass Leben langfristig in einem abgeschlossenen Ökosystem möglich ist. Eine weitere Fragestellung war, ob vielleicht in ferner Zukunft Langzeitreisen im Weltraum oder Leben in Weltraumkolonien realisierbar sein würden.

Am 26. September 1991 begann das Experiment. Vier Männer und vier Frauen lebten bis zum 26. September 1993 vollkommen abgeschlossen von der Umwelt (elektrische Energie und Sonnenlicht waren ausgenommen) in dem Ökosystem. Die acht Personen waren Selbstversorger und mussten ihre Lebensmittel selber anpflanzen. Dies funktionierte jedoch nicht zur Gänze, so dass sie durch eine verminderte Verfügbarkeit von Nahrung zwangsläufig mit einer energiereduzierten Kost auskommen mussten. Ihre Kalorienzufuhr reduzierte sich um mehr als zwanzig Prozent von etwa 2500 Kilokalorien pro Tag auf etwa 1925 Kilokalorien. Bei einer zusätzlich relativ anstrengenden Tätigkeit in dem künstlichen Lebensraum nahm der Body-Mass-Index (Kilogramm Körpermasse geteilt durch das Quadrat der Körpergröße) der Personen von 23 auf 19 ab. Die energiereduzierte Kost bewirkte außerdem eine deutliche Abnahme des Blutdrucks, der Insulinspiegel, des T_3 und der Blutfettwerte.

Zusammenfassend sind die postulierten Mechanismen, wie eine »Caloric Restriction« lebensverlängernd wirken könnte, folgende:

- Durch Reduktion der Bildung von freien Radikalen und/oder Verbesserung der antioxidativen Abwehr kommt es zu einer Verminderung von oxidativem Stress.
- Reduktion in der Bildung des aktiven Schilddrüsenhormons T_3 und der Aktivität des Stressnervensystems, Sympathikus. Dadurch wird der Energiestoffwechsel reduziert, und es kommt zu einer Abnahme der Körperkerntemperatur.
- Verminderte Bildung von entzündungsfördernden Zytokinen (Eiweißstoffen) im Blut sowie eine leichte Erhöhung des entzündungshemmenden Stresshormons Cortisol. Dadurch wird das Risiko für chronische entzündliche Erkrankungen wie Rheumatismus reduziert.
- Verbesserung der Immunfunktionen.
- Erhöhung der Konzentration von Substanzen, die in Reparaturmechanismen und Stressabwehr beteiligt sind. Dazu gehören zum Beispiel sogenannte Hitzeschock-Proteine. Diese helfen, fehlerhafte Eiweißmoleküle zu eliminieren, und schützen die Zellen vor schädlichen Einflüssen. In Studien, in denen Ratten eine energiereduzierte Kost erhielten, waren diese Schutzproteine neuroprotektiv wirksam.
- Eine energiereduzierte Kost reduziert die Blutzucker- und Insulinspiegel im Blut. Bis zu fünfzig Prozent des Insulins kann eingespart werden. Dies wird auf eine effizientere Verarbeitung der Glukose zurückgeführt.
- Eine vermehrte Aktivierung des genomschützenden Sir2 Poteins. Sir2 (siehe auch Teil II) ist besonders aktiv, wenn der zelluläre Energieumsatz abnimmt. Interessant ist in diesem Zusammenhang, dass Sir2 auch über das Rotwein-Antioxidans Resveratrol stimuliert wird. Studien bei Modellorganismen konnten zeigen, dass Resveratrol über diesen Weg lebensverlängernd wirkt. Bemerkenswert ist ferner, dass

Resveratrol die Überlebensfähigkeit von Mäusen steigert, die auf eine hochkalorische Kost gesetzt wurden. Zukünftige Studien werden hier sicher mehr Auskunft geben. (Zum Resveratrol siehe auch Kapitel 41.)

- Aktivierung von FOXO (*Forkhead box O*). Der FOXO-Signalweg reguliert in menschlichen Zellen das Gleichgewicht zwischen Zellteilung und programmiertem Zelltod (Apoptose), welcher zum Beispiel wichtig ist, um entartete Zellen zu eliminieren. Durch Aktivierung des FOXO-Weges wird beispielsweise die Bildung von antioxidativen Enzymen stimuliert, die die Zellen vor Freien-Radikal-Angriffen schützen, aber auch die DNA-Reparaturmechanismen angeregt. Viele der Gene, die über das FOXO-System stimuliert werden, werden auch über das Zellschutzprotein p53 beeinflusst. Dieses schützt das Gewebe, indem es hilft, beschädigte DNA zu reparieren und entartete Zellen zu eliminieren. Über diesen Wirkungsmechanismus scheint eine energiereduzierte Kost auch vor Krebs zu schützen.

Viele der oben erwähnten Mechanismen werden durch eine Beeinflussung der Genaktivität erzielt. Dabei kommt es zu einer Hochregulierung von Genen, die Zellreparatur und Regeneration fördern und vor Stress jeglicher Art schützen. Im Gegensatz dazu werden Gene, die entzündungsfördernde Prozesse initiieren, unterdrückt. Die »Caloric Restriction«-Theorie gilt allerdings nicht für unterernährte Menschen in der Dritten Welt, die wegen unzureichender Aufnahme an Energie eine kürzere Lebenserwartung aufweisen. Dabei spielt das Fehlen von hochwertigem Protein und essentiellen Mikronährstoffen eine zentrale Rolle.

35 *Bewegung für mehr Selbständigkeit*

Zwar wurde und wird seit Menschengedenken richtigerweise viel Positives über Bewegung geschrieben, aber es gab auch kritische Bemerkungen. Der große Schriftsteller Mark Twain zum Beispiel drückte seine Ablehnung für körperliches Training folgendermaßen aus: »Die einzige körperliche Aktivität, die ich mache, besteht darin, als Sargträger beim Begräbnis von Freunden, die regelmäßig körperlich aktiv sind, tätig zu sein.« In ähnlicher Weise ablehnend war der Automagnat Henry Ford, der Folgendes gesagt haben soll: »Leibesübungen sind Nonsens. Wenn man gesund ist, braucht man sie nicht, und wenn man krank ist, sollte man sie nicht machen.«

Trotz dieser kritisch-polemischen Aussagen steht außer Zweifel, dass Bewegung in jedem Lebensalter das Fundament einer gesunden Lebensführung bildet. Vorteile einer regelmäßigen körperlichen Aktivität sind zum Beispiel:

- verbessertes physisches und psychisches Wohlbefinden,
- Verbesserung der körperlichen und intellektuellen Leistungsfähigkeit,
- Stärkung der Muskelkraft und dadurch Verminderung des Risikos von Stürzen und Knochenbrüchen,
- Senkung eines zu hohen Blutdrucks, Blutzuckerspiegels oder Blutfettspiegels,
- Verbesserung der Insulinwirkung an der Zelle,
- Verbesserung der Knochendichte,
- Reduktion des Risikos für Herzinfarkt,
- Reduktion des Risikos für bestimmte Krebsarten,
- psychosoziale Vorteile.

Die wichtigsten Körperveränderungen, die zu einer Leistungsbeeinträchtigung im Alter führen, sind eine Reduktion der Muskelmasse und der Sauerstoffaufnahmefähigkeit. Die Muskelmasse bestimmt die Muskelkraft, die nicht nur wichtig ist, um beispielsweise Gegenstände zu tragen, sondern auch um das eigene Körpergewicht gegen die Erdanziehung stabil im Raum zu halten. Ein Mangel an Muskelmasse wird Sarkopenie genannt und ist gleichbedeutend mit einer verringerten Muskelkraft. Die Sauerstoffaufnahmefähigkeit bestimmt die Ausdauer des Menschen. Wenig Ausdauer äußert sich schon bei geringsten Belastungen durch Atemnot. Ab etwa dem dreißigsten bis vierzigsten Lebensjahr nehmen Muskelmasse und maximale Sauerstoffaufnahmefähigkeit um etwa ein Prozent pro Jahr ab.

Was sind die Vorteile von regelmäßiger Bewegung?

Regelmäßige körperliche Bewegung schützt vor einer Vielzahl von Erkrankungen, die vor allem mit dem Alter assoziiert sind. Dazu gehören koronare Herzkrankheit, Diabetes, Brust- und Dickdarmkrebs sowie Osteoporose und Schlaganfall. In einer Studie an 2700 älteren Männern konnte zum Beispiel gezeigt werden, dass Personen, die täglich weniger als vierhundert Meter zu Fuß zurücklegten, ein doppelt so hohes Risiko für die koronare Herzkrankheit aufwiesen als diejenigen, die mehr als 2500 Meter täglich gingen.

Training wirkt sich nicht nur positiv auf das Herz-Kreislauf-System aus, sondern auch auf Erkrankungen des Bewegungsapparates und der Psyche. Ein achtwöchiges Ausdauertraining (dreimal die Woche dreißig bis vierzig Minuten mittlere Intensität) bei gesunden Männern im Alter zwischen fünfundfünfzig und siebzig Jahren, die seit Jahrzehnten keinen Sport betrieben hatten, führte zu einer Verbesserung vieler wichtiger Parameter des Atmungs- und des Herz-Kreislaufsystems, wie etwa der maximalen Sauerstoffaufnahme.

Ältere können die gleiche Erhöhung der maximalen Sauerstoffaufnahme, welche ein Anzeichen für den Trainingszustand darstellt, nach einem Training erzielen. Training führt außerdem zu einer Verbesserung des Nüchtern-Blutzuckerspiegels und optimiert die Insulinwirkung an den Zellen. Daneben kommt es zur Reduktion von Körperfett und vor allem bei Krafttraining zu einem Aufbau von Muskelmasse. In der Muskulatur werden außerdem mehr Enzyme gebildet, die für den Energieumsatz wichtig sind. Ferner verbesserte sich auch die Durchblutung des Muskels.

Ausdauertraining verbessert außerdem die kognitiven Leistungen von älteren Menschen. Studien zeigten, dass beispielsweise ältere Frauen mit einer höheren körperlichen Aktivität deutlich geringere Abnahmen ihrer kognitiven Fähigkeiten zeigten als Frauen, die sich weniger bewegten. In einer experimentellen Studie bei Ratten wurde außerdem beschrieben, dass durch ein dreiwöchiges Trainingsprogramm ihr Genprofil im Hippocampus – dem Gebiet, das für die Gedächtnisleistung wichtig ist – günstig beeinflusst wurde.

Regelmäßige körperliche Bewegung und Krafttraining sind aber besonders wichtig, um den Alltag gut zu meistern. Sei es das Tragen der Einkaufstasche, das Hochheben schwerer Gegenstände oder auch grundsächliche Verrichtungen wie Anziehen, Gehen, Baden und Ähnliches. Training kann Kraft und Ausdauer verbessern. Dadurch wird besonders auch das Risiko für Stürze reduziert. Die Darmtätigkeit wird durch Aktivierung der Bauchmuskulatur verbessert, Arthrosesymptome gehen zurück, aber auch der Schlaf wird besser. Des weiteren gehen depressive Symptome zurück, und Bewegung in der Gruppe kann auch schützend vor sozialer Isolation sein.

Im Konkreten

Grundsätzlich gilt:

- Jede Aktivität, sei es nur ein paar Minuten täglich, ist besser als keine.
- Es ist nie zu spät. Auch mit neunzig kann Mann/Frau anfangen, gut dosiert und kontrolliert zu trainieren.

Die Empfehlungen von der amerikanischen Gesellschaft für Sportmedizin und der American Heart Association (AHA) sagen Folgendes:

1. Um die Gesundheit zu verbessern beziehungsweise zu erhalten, sollten sich ältere Menschen fünfmal die Woche für mindestens dreißig Minuten in einer mittleren Intensität körperlich bewegen. Als Alternative sind auch dreimal die Woche für mindestens zwanzig Minuten anstrengendere körperliche Tätigkeiten möglich. Auf einer Zehn-Punkte-Skala, in der null sitzen und zehn maximale Anstrengung repräsentiert, liegt eine mittlere Intensität logischerweise bei fünf und bedeutet in der Praxis eine Zunahme der Herzfrequenz und der Atemtätigkeit. Die Intensität sollte dementsprechend so gewählt werden, dass man eventuell zwar leicht ins Schwitzen, aber nicht außer Atem kommt und erschöpft wird. Eine anstrengendere körperliche Tätigkeit liegt auf der virtuellen Skala bei etwa sieben bis acht.
2. Krafttraining: acht bis zehn Übungen an zwei oder mehr Tagen pro Woche mit einer Wiederholungsfrequenz von zehnmal.

3 Empfohlen wird auch, mit einem Betreuer zusammen einen Wochen-Aktivitätsplan oder ein Trainingsprogramm zu erstellen. Dieses Programm soll den Trainingszustand und vorliegende Krankheiten beziehungsweise Beeinträchtigungen berücksichtigen und wird daher am besten durch einen Sportmediziner oder einen medizinischen Leistungsphysiologen zusammengestellt.

Wenn Sie erstmalig mit einem Trainingsprogramm beginnen, steigern Sie langsam den Umfang. Die körperliche Aktivität sollte Spaß machen und keine Qual sein. Es ist auch günstig, die Aktivitäten mit anderen gemeinsam zu planen. Das schützt nicht nur vor sozialer Isolation, die vor allem im Alter ein Problem darstellt, sondern fördert auch die gegenseitige Motivation. Um seine Motivation zu steigern, kann man generell einige Tipps befolgen:

- Versuchen Sie, wenigstens jeden Tag ein wenig zu gehen. Wenn Sie mit öffentlichen Verkehrsmitteln unterwegs sind, steigen Sie eine Station später ein und früher aus. Versuchen Sie, Spaziergänge in Ihr tägliches Programm zu integrieren.
- Versuchen Sie, Ihr Geh- beziehungsweise Aktivitätspensum in regelmäßigen Abständen langsam zu steigern.
- Bewegen Sie sich überall, wo es möglich ist.
- Setzen Sie sich Ziele: Tages-, Wochen-, Monatsziele. Das wird Sie mehr motivieren.
- Bewegen Sie sich auch mit Freunden. Soziale Kontakte stärken die Motivation.
- Belohnen Sie sich mit Dingen, die nicht Ihren Kalorienhaushalt belasten.

Was ist geeignet?

Geeignet sind Wandern, Nordic Walking, Schwimmen, Fahrradfahren, Letzteres vor allem auch am Fahrradergometer. Daneben ist Seniorengymnastik, die sämtliche wichtige Muskelgruppen beansprucht, ebenfalls günstig.

Kombinieren Sie! Gut ist zum Beispiel eine Kombination zwischen zügigem Gehen beziehungsweise Nordic Walking und Schwimmen. Suchen Sie Aktivitäten aus, die Spaß machen. Es gibt eine große Bandbreite an Möglichkeiten, sich zu bewegen und dabei verschiedene Aspekte der Fitness zu verbessern. Tanzen etwa stärkt nicht nur das Herz-Kreislauf-System, sondern verbessert auch die Flexibilität. Steife Gelenke und Muskulatur werden dadurch locker, und Ihr Körper ist wieder in der Lage, zuvor ungelenke Bewegungen durchzuführen.

Wichtig ist, dass mit zunehmendem Alter und besonders bei einer vorliegenden Erkrankung medizinische Beratung in Anspruch genommen wird. Außerdem sollte bei jeglichen Beschwerden, die bei der körperlichen Belastung auftreten, das Training abgebrochen und ein Arzt konsultiert werden.

VI Anti-Aging durch Nahrungsergänzungsmittel – gutes Geschäft oder mehr?

Nahrungsergänzungsmitteln und Functional-Food-Produkte (funktionelle, mit Nährstoffen angereicherte Lebensmittel) boomen wie nie zuvor. Im Gegensatz zu früher, als bei uns nur wenige Vitamin- und Mineralstoffpräparate ausschließlich in der Apotheke erhältlich waren, wird der Konsument im Rahmen der neuen »pillenzentrierten« Gesundheitswelle mit einer unüberschaubaren Fülle von Produkten überflutet. Nahrungsergänzungsmittel sind Produkte in arzneitypischer Form (Tablette, Kapsel, Pulver), die Nährstoffe und sonstige Substanzen enthalten, die zur Ergänzung der täglichen Ernährung gedacht sind. Das Spektrum reicht von Vitaminen und Mineralstoffen, vitaminähnlichen Substanzen, essentiellen Aminosäuren und Fettsäuren, Ballaststoffen, sekundären Pflanzenstoffen bis hin zu pflanzlichen Extrakten. Außerdem wird die Palette noch ergänzt durch NEM-ähnliche Produkte wie Ginseng und Ginkgo, denen verschiedene wünschenswerte Effekte, insbesondere Anti-Aging-Wirkungen nachgesagt werden. Im Folgenden werde ich auf diverse Nahrungsergänzungsmittel, die für das Altern eine Relevanz haben beziehungsweise haben könnten, eingehen.

Zuvor jedoch will ich in einem kurzen Exkurs das Problem erläutern, wie wissenschaftliche Aussagen über die Wirkungsweise bestimmter Stoffe und ihren Einfluss auf den Alterungsprozess überhaupt zustande kommen.

36 *Wann gilt etwas als bewiesen?*

Forscher bedienen sich verschiedener Methoden, um Hypothesen auf ihren Wahrheitsgehalt zu testen. Erst wenn diese zuverlässig bestätigt wurden, gelten sie als anerkanntes Wissen. Unterscheiden kann man vor allem experimentelle Studien an kultivierten Zellen und Tieren sowie Untersuchungen am Menschen. Letztere wiederum können eingeteilt werden in reine Beobachtungsstudien und Interventionsstudien.

Beobachtungsstudien beschränken sich auf das Beobachten von biologischen Vorgängen und Veränderungen und die anschließende Dokumentation und Auswertung der Daten. Diese Form der Forschung ist als Epidemiologie bekannt, die Wissenschaft von der Entstehung, Verbreitung und Bekämpfung von Epidemien, zeittypischen Massenerkrankungen und Zivilisationsschäden. Typische epidemiologische Studien auf dem Gebiet der Ernährung untersuchen zum Beispiel den Zusammenhang zwischen dem Auftreten von Krebs- oder Herz-Kreislauf-Erkrankungen und der Ernährungsweise beziehungsweise der Aufnahme von bestimmten Nährstoffen in einer größeren Bevölkerungsgruppe.

In Interventionsstudien (von intervenieren = vermittelnd eingreifen) werden verschiedene medizinische Maßnahmen, Medikamente oder auch Nährstoffe auf ihre Wirksamkeit überprüft. Ein Beispiel hierfür wäre, die Wirkung eines Mineralstoffpräparates im Hinblick auf grippale Infekten zu untersuchen. Solche Studien sollten nach anerkannten Richtlinien sorgfältig geplant und durchgeführt werden. »Goldstandard«, also optimal, ist die »randomisierte, (Placebo-)kontrollierte (Doppelblind-)Studie«.

Was wird darunter verstanden? Die Versuchspersonen werden üblicherweise in zwei (seltener auch mehrere) gleich große Gruppen eingeteilt: die Studiengruppe und die Kontrollgruppe. Daher kommt der Begriff »kontrollierte« Studie. Die Teilnehmer der Studiengruppe werden mit der neuen Therapieform, also dem Mineralstoffpräparat, behandelt. Dagegen erhalten die Mitglieder der Kontrollgruppe üblicherweise ein gleich aussehendes Scheinpräparat, im Fachjargon Placebo genannt, oder auch gar keine Therapie. Die Resultate aus der Kontrollgruppe bilden den Maßstab, an dem sich die neue Therapie messen muss.

Die Aufteilung der Versuchspersonen in Kontroll- und Studiengruppe erfolgt zufällig, etwa durch ein computerunterstütztes Losverfahren, in der Fachsprache bezeichnet man dies als »randomisiert« (englisch: *random* = Zufall).

Bei einer »doppelblind« durchgeführten Studie, in der ein Placebopräparat verwendet wird, wissen weder die Versuchspersonen noch der Studienleiter, welche Person zu welcher Behandlungsgruppe – also zur Kontroll- oder Studiengruppe – tatsächlich gehört. Dadurch soll verhindert werden, dass beide Parteien unbewusst auf das Wissen um die Behandlungsform reagieren.

Was ist also wirklich bewiesen oder »wahr«, und wie kann man gute von mangelhaften Studien beziehungsweise gesicherte von eher zweifelhaften Hypothesen unterscheiden? Prinzipiell besteht eine hohe Beweisstufe beziehungsweise Evidenz (völlige Klarheit), wenn mehrere gut durchgeführte Studien zum gleichen Ergebnis kommen. Eine solche Zusammenfassung von ordentlich geplanten Studien wird in den »Meta-Analysen« vorgenommen.

Die nächste Beweisstufe bilden einzelne methodisch anspruchsvolle Studien mit einer ausreichenden Anzahl an Versuchspersonen. Am Ende der Skala stehen nicht-experimentelle, beschreibende Studien und Beobachtungen bei Einzelpersonen.

37 *Antioxidantien*

Freie Radikale, die auch reaktive Sauerstoffverbindungen genannt werden, sind sehr reaktionsfähig und können in kürzester Zeit mit Molekülen, die sich in ihrer Nähe befinden, reagieren (siehe hierzu auch das Kapitel 11). Dadurch können Makromoleküle, aber auch das Erbgut geschädigt werden und als Folge Krankheiten wie Arteriosklerose und Krebs entstehen. Die freien Radikale werden über antioxidativ wirksame Verbindungen eliminiert. Dazu gehören vor allem körpereigene, antioxidativ wirksame Enzyme sowie gewisse lebenswichtige Vitamine und gesundheitsfördernde Polyphenole. Prinzipiell wäre es daher denkbar, dass durch die Zufuhr von antioxidativ wirksamen Verbindungen über Nahrungsergänzungsmittel zusätzliche vorteilhafte Effekte auf den Körper erzielt werden können.

Grundsätzlich besitzen Obst und Gemüse eine hohe antioxidative Kapazität. Jemand, der täglich Obst und Gemüse verzehrt, ist daher normalerweise nicht auf eine zusätzliche Zufuhr von antioxidativ wirksamen Nährstoffen über Nahrungsergänzungsmittel angewiesen. Insbesondere Obst zeichnet sich wegen des relativ hohen Gehalts an antioxidativen Nährstoffen aus. Dabei gibt es jedoch Unterschiede in der Wirksamkeit zwischen den einzelnen Obstsorten.

- Eine sehr hohe antioxidative Kapazität besitzen (bezogen auf die gleiche Menge): Granatapfel, Brombeere, Heidelbeere, Preiselbeere, Himbeere, getrocknete Pflaume.
- Noch immer eine relativ hohe antioxidative Kapazität besitzen (bezogen auf die gleiche Menge): Kirsche, Erdbeere, Apfel, Aprikose, Grapefruit, Orange, Mandarine, Birne, Pfirsich, Weintraube, Kiwi.

Neben den oben erwähnten Obstsorten haben auch dunkle Schokolade (Kakaoanteil über siebzig Prozent), Rotwein sowie grüner Tee eine hohe antioxidative Kapazität.

Vitamin E: Die wichtigste physiologische Funktion von Vitamin E ist der Schutz gegen oxidativen Stress. Vitamin E verhindert die sogenannte Peroxidation von Membranlipiden, beispielsweise von LDL-Cholesterin, und ist somit unter anderem ein wichtiger protektiver Faktor, der vor Arteriosklerose schützt. Durch die Eliminierung von freien Radikalen beugt Vitamin E auch der DNA-Schädigung vor und hat damit indirekte krebshemmende Wirkungen.

Eine ausreichende Zufuhr an Vitamin E ist durch eine ausgewogene Ernährung sehr gut möglich, daher ist es nicht notwendig, dieses Vitamin extra zuzuführen. Gute Quellen für Vitamin E sind Weizenkeimöl, Sonnenblumenöl, Maiskeimöl und Rapsöl. In Lebensmitteln tierischer Herkunft ist der Vitamin-E-Gehalt relativ gering. Für ältere Menschen hat die Versorgung mit diesem Vitamin insofern eine Bedeutung, da eine Theorie des Alterns darauf basiert, dass es im Laufe des Lebens zu einer zunehmenden Schädigung zellulärer Strukturen durch freie Radikale kommt. Ob jedoch eine regelmäßige Einnahme von Vitamin E den Alterungsprozess bremsen kann, ist höchst fraglich. Studien, in denen Vitamin E zur Verhütung von Herz-Kreislauf-Erkrankungen wie Herzinfarkt oder Schlaganfall gegeben wurden, zeigten keine zusätzlichen vorteilhaften Wirkungen.

Vitamin C: Vitamin C ist neben dem Vitamin E und dem Betacarotin ein potentes Antioxidans. Schwere Vitamin-C-Mangelzustände, die zum Skorbut führen, sind sehr selten. Leichte Vitamin-C-Mangelzustände treten viel häufiger auf, sind jedoch aufgrund der unspezifischen Symptome, etwa Müdigkeit, Leistungsschwäche und Infektanfälligkeit, schwieriger zu diagnostizieren. Ursachen für einen Mangel sind: schlechte, lange Lagerung und ungünstige Zubereitung der Lebensmittel, Infektionen und Stress sowie Rauchen. Die empfohlene tägliche Zufuhr an Vitamin C bewegt sich um hundert Milligramm. Es wurde gezeigt, dass diese Menge das Risiko, Herz-Kreislauf- oder Krebskrankheiten zu entwickeln, optimal verringert. Der Vitamin-C-Bedarf ist unter gewissen Umständen erhöht; dazu gehören starke körperliche Belastung, Rauchen und Infektionskrankheiten. Ältere Menschen können aufgrund der oben angeführten physiologischen Veränderungen leichter einen Vitamin-C-Mangel bekommen. Die besten Vitamin-C-Quellen sind Obst und Gemüse, dabei vor allem Sanddornbeeren, schwarze Johannisbeeren, Zitrusfrüchte und Brokkoli.

Coenzym Q_{10}: Coenzym Q_{10} (auch Ubichinon genannt) ist ein im Körper vorkommender, vitaminartiger Mikronährstoff, der an der Energiegewinnung in den Mitochondrien, den sogenannten Kraftwerken der Zellen, beteiligt ist. Außerdem weist Coenzym Q_{10} antioxidative Eigenschaften auf. In Skelettmuskelzellen, die vor allem bei Belastung sehr hohe Energiemengen benötigen und dabei auch freie Radikale erzeugen, spielt Coenzym Q_{10} daher eine wichtige Rolle. Ähnliches gilt auch für den Herzmuskel. Da sowohl die Skelettmuskulatur als auch das Herz bei Sport belastet werden, wird behauptet, dass diese Substanz möglicherweise leistungssteigernd wirke. Dabei konnten Studien zwar gewisse positive Effekte auf Herzfunktion und Leistungsfähigkeit bei herzkranken Menschen zeigen, diese günstigen Effekte waren jedoch bei gesunden Menschen nicht nachweisbar. Daher ist bei zum Beispiel gesunden Sportlern kein zusätzlicher Nutzen durch Coenzym Q_{10} zu erwarten. Bei herzkranken Patienten jedoch wäre es möglich, dass eine Gabe von Coenzym Q_{10} unter Umständen positive Wirkungen zeigt. Hier wurden Verbesserungen der Auswurfleistung des Herzens beschrieben. Außerdem scheint es auch blutdrucksenkend zu wirken. In einer Meta-Analyse von Studien, in denen Coenzym Q_{10} bei Patienten mit Bluthochdruck getestet wurde, zeigte sich eine Verminderung des systolischen (oberen) Blutdruckwertes um bis zu 17 mmHg und des diastolischen um bis zu 10 mmHg.

Coenzym Q_{10} wird auch als Anti-Aging-Substanz vertrieben, da mit zunehmendem Alter die körpereigene Bildung dieses Nährstoffs abnimmt. Jedoch gibt es keine wissenschaftlichen Daten, die für eine lebensverlängernde Wirkung beim Menschen sprechen würden. Andererseits mehren sich die Hinweise, dass Coenzym Q_{10} möglicherweise in der Therapie von Parkinson-Patienten unterstützend wirkt.

Bemerkt werden sollte auch, dass durch eine Therapie mit Statinen – das sind Medikamente, die effizient den Blutcholesterinspiegel senken können – auch die Konzentration von Coenzym Q_{10} im Blut abnimmt. Eine Verminderung der Coenzym-Q_{10}-Bildung wird als eine Ursache für die wichtigste Nebenwirkung der Statintherapie, der sogenannten Myopathie, angenommen. Bei der Myopathie kommt es zu einer Beeinträchtigung der Muskelfunktionen mit Muskelschmerzen.

Carotinoide: Zu diesen gehören Verbindungen wie Betacarotin, Lutein und Lykopin. Vor allem das Betacarotin, eine Vorstufe des Vitamin A, ist interessant. Dabei haben Untersuchungen ergeben, dass vor allem ältere Menschen eine ungenügende Versorgung aufweisen.

Zusammenfassend zeigten nur wenige Studien, dass eine Gabe von Antioxidantien als Nahrungsergänzungsmittel schützend auf Arterienverkalkung und Herz- beziehungsweise Schlaganfallrisiko wirken. Dabei sollte berücksichtigt werden, dass gewisse Antioxidantien auch Nebenwirkungen aufweisen, zum Beispiel ein erhöhtes Sterblichkeitsrisiko bei ständig hoher Gabe von Vitamin E oder auch Betacarotin bei Rauchern.

38 *Zink, Magnesium und Selen*

Zink: Zink ist Bestandteil von mehr als dreihhundert Enzymen. Zu den bekanntesten Funktionen von Zink gehören neben der Förderung des Wachstums und der Eiweißsynthese sowie der

Abwehr von oxidativem Stress auch die Stimulation des Immunsystems. Letzterer Punkt ist der Hauptgrund für die Verwendung von Zink als Nahrungsergänzungsmittel. Zink wurde bereits in den frühen Achtzigerjahren des 20. Jahrhunderts für die Behandlung des banalen grippalen Infekts verwendet. Die Studienlage diesbezüglich ist widersprüchlich. Am ehesten scheint Zink jedoch zu wirken, wenn es frühzeitig, das heißt bei Auftreten der absolut ersten Symptome, eingenommen wird.

Ältere Menschen, die relativ häufig einen leichten Zinkmangel aufweisen, können hinsichtlich des Infektionsrisikos möglicherweise auch von einer Zinkgabe (häufig in Kombination mit anderen Mikronährstoffen wie etwa Selen) profitieren. Ein normaler Zinkplasmaspiegel schützt beispielsweise Pflegeheimbewohner vor Lungenentzündungen. Außerdem wurde gezeigt, dass durch Optimierung des Zinkstatus auch die Bildung des sogenannten Hitzeschock-Proteins 70 verbessert wird. Dieses Molekül ist für die Abwehr und Abpufferung von Stress in den Zellen wichtig. Zink ist außerdem aktiver Bestandteil von antioxidativen Enzymen und wird daher auch als Antioxidans vertrieben. Jedoch konnte durch eine zusätzliche sechsmonatige Gabe von Zink die antioxidative Abwehr und die Belastung mit freien Radikalen bei älteren Menschen nicht verbessert werden.

Magnesium: Magnesium gehört zu den Mineralstoffen und ist als Bestandteil von mehr als hundert Enzymen wichtig für Nerven und Muskeln, Energiebereitstellung, Wachstum, zelluläre Stoffwechselprozesse sowie den Knochenaufbau. Vor allem hospitalisierte beziehungsweise pflegebedürftige alte Menschen scheinen im Vergleich zu selbständig lebenden Gleichaltrigen weniger Magnesium zuzuführen und möglicherweise einen geringeren Magnesiumstatus aufzuweisen.

Magnesium kommt vor allem in vielen Gemüsearten vor. Weitere gute Magnesiumquellen sind Vollkorngetreideprodukte sowie Nüsse. Milch und Milchprodukte haben einen mittleren Magnesiumgehalt, wohingegen raffinierte Produkte (»Weißmehl«) einen geringen Magnesiumgehalt aufweisen.

Ein Mangelzustand an Magnesium aufgrund einer verminderten Zufuhr über die Kost ist im Vergleich zu einem Mangel, der durch verschiedene Krankheiten (Magen-Darm-Störungen, Diabetes und so weiter) verursacht wird, selten. Zu einer der Ausnahmen gehört allerdings die Gruppe der Alkoholiker, da diese ihre Energie (Kalorien) vornehmlich über den Alkohol und nicht über vollwertige Nahrung zuführen und daher unter Umständen weniger magnesiumhaltige Lebensmittel (Gemüse & Co) verzehren. Außerdem verlieren Alkoholiker reichlich Magnesium über den Harn.

Aber auch Leistungssportler, die ihre Magnesiumverluste über den Schweiß nicht durch eine magnesiumhaltige Kost ausgleichen, können gefährdet sein. Ein schwerer Magnesiummangel kann zu Muskelkrämpfen, Bluthochdruck, Herzrhythmusstörungen sowie zu Beeinträchtigungen des Elektrolyt- und Zuckerhaushalts führen.

Magnesium wird auch als Therapeutikum eingesetzt. Die verwendeten Mengen liegen dabei deutlich über den Mengen, die mit der täglichen Kost zugeführt werden. Als potentielle Einsatzgebiete für eine therapeutische Gabe von Magnesium werden diskutiert Herzinfarkt, Gefäßwandschutz, hoher Blutdruck sowie Diabetes.

Selen: Selen ist Bestandteil verschiedener Enzyme wie der Glutathionperoxidase, einem wichtigen Enzym, welches die Zelle gegen oxidative Zellschädigung schützt. Außerdem ist Selen am Schilddrüsenstoffwechsel beteiligt. Die Selenzufuhr erfolgt insbesondere über Fleisch und Fisch, wobei aber auch gewisse Gemüsearten wie Linsen und Spargel einen hohen Selengehalt aufweisen. Zerealien und deren Produkte sind ebenfalls Selenlieferanten, jedoch weisen sie, abhängig vom Selengehalt des Bodens, variierende Selenspiegel auf.

Studien zeigten, dass ältere Menschen im Vergleich zu jüngeren Erwachsenen häufig niedrigere Plasmaselenspiegel aufweisen. Vor allem Heimbewohner weisen des Öfteren eine Unterversorgung mit diesem Spurenelement auf. Die Selenspiegel im Blut korrelieren häufig mit der durch die Ernährung bedingten Eiweißaufnahme, so dass es insbesondere bei Proteinmangelernährung zu einer Unterversorgung mit Selen kommen kann. Eine zusätzliche Gabe von Selen als Nahrungsergänzungsmittel bei Personen mit einem normalen Selenstatus hat jedoch, anlehnend an zahlreiche wissenschaftliche Untersuchungen, nur einen geringen vorteilhaften Effekt. Eine großangelegte Studie zum Beispiel, die in den USA, Kanada und Puerto Rico durchgeführt wurde, zeigte, dass durch eine Gabe von Selen und/oder Vitamin E über fünfeinhalb Jahre bei Männern über dem fünfzigsten Lebensjahr das Risiko für Prostatakrebs nicht reduziert wurde. Vorteilhafte Effekte sind eventuell bei Heimbewohnern in Kombination mit Zink auf die Rate von Lungenentzündungen zu sehen oder eventuell auch bei schwerwiegenden Infektionskrankheiten. Daneben sollte auch nicht unerwähnt bleiben, dass eine Überversorgung mit Selen das Risiko, an Diabetes zu erkranken, erhöht.

39 Ginkgo und Ginseng

Ginkgo

Der Ginkgobaum existierte wahrscheinlich bereits vor hundertfünfzig bis zweihundert Millionen Jahren, als die Dinosaurier die Erde bevölkerten. Mit bis zu bemerkenswerten vierzig Metern Höhe gehört er zu den größten Gewächsen der Erde. Die heilende Wirkung enthalten nicht die Früchte, die kleinen gelben Kirschen ähneln, sondern ausschließlich die Blätter. Bereits in der traditionellen chinesischen Medizin vor etwa 4000 Jahren wurden die Blätter bei Kreislauf- und Atemwegserkrankungen, als Magenmittel und gegen Gedächtnisverlust eingesetzt. Verschiedene Untersuchungen konnten zeigen, dass Ginkgoextrakte kognitive Fähigkeiten wie Aufmerksamkeit, Konzentrationsfähigkeit und Reaktionsgeschwindigkeit verbessern, aber auch höhere Leistungen bezüglich Gedächtnis und Lernen bewirken können. Als Wirkmechanismen stehen eine verbesserte Hirndurchblutung und schützende Effekte auf das Nervensystem im Vordergrund. Wirksam sind Ginkgoextrakte hauptsächlich bei mittleren bis schweren kognitiven Verlusten beziehungsweise Demenzerscheinungen.

Nicht alle Personen sprechen jedoch gleich gut auf Ginkgo Biloba an. Gesunde Menschen beziehungsweise Senioren mit einem altersentsprechenden physiologischen Verlust an kognitiven Fähigkeiten profitieren wahrscheinlich nicht oder nur wenig von Ginkgopräparaten. Dies wurde beispielsweise in einer der größten Studien bei älteren Versuchspersonen, die keine krankhaften Hirndefizite aufwiesen, untersucht. Die Teilnehmer erhielten täglich für sechs Wochen entweder hundertzwanzig Milligramm Ginkgo oder ein Placebopräparat. Im Anschluss an die Therapie wurden Lernfähigkeit, Gedächtnis, Aufmerksamkeit und Konzentrationsfähigkeit mittels verschiedener Fragebögen untersucht. Dabei zeigte sich kein statistisch belegter Vorteil des Ginkgopräparates auf die verschiedenen kognitiven Parameter. In einer Folgeuntersuchung wurde untersucht, ob die tägliche Gabe von Ginkgo über durchschnittlich 6,1 Jahre das Auftreten einer Demenz wie Alzheimer im Vergleich zu einem Placebopräparat bei älteren Menschen verhindern kann. Dabei zeigte sich, dass Ginkgo keine vorteilhaften Effekte im Vergleich zu einem Placebo aufwies.

Ginkgoextrakte werden auch bei der peripheren arteriellen Verschlusskrankheit (»Raucherbein«) eingesetzt und scheinen hier unter Umständen einen gewissen Nutzen zu bringen. Der positive Effekt zeigt sich vor allem in einer Verlängerung der schmerzfreien Gehstrecke.

Neben möglichen milden Magen-Darm-Beschwerden ist die wichtigste Nebenwirkung von Ginkgo eine Verstärkung der Wirkung von blutverdünnenden Medikamenten (sogenannte Antikoagulantien). Personen, die diese Medikamente verwenden und somit bei Verletzungen und Operationen ein erhöhtes Blutungsrisiko aufweisen, sollten Ginkgo nicht einnehmen.

Ginseng

Als Ginseng (wissenschaftlicher Name *Panax ginseng*) wird die rübenartige Wurzel des Panax bezeichnet. Es ist ein Araliengewächs, das hauptsächlich in Gebirgs- und Waldregionen in Korea, im östlichen Sibirien und nordöstlichen China vorkommt. Neben dem echten Ginseng gibt es noch einige verwandte oder ähnliche Pflanzen, die ebenfalls als Ginseng bezeichnet werden, etwa der amerikanische und der japanische Ginseng. Als Medizin verwendet werden die Wurzeln von vier bis sechs Jahre alten Pflanzen. Je nach Verarbeitung unterscheidet man den weißen und den roten Ginseng. Die dem Ginseng zugeschriebene gesundheitliche Bedeutung beruht unter anderem auf den enthaltenen Saponinen.

Ginsengpräparate sind als Tonikum und Geriatrikum im Handel. Ginseng wird angewendet als Stärkungs- und Kräftigungsmittel bei Müdigkeits- und Schwächegefühlen sowie bei nachlassender Leistungs- und Konzentrationsfähigkeit. Die Wirkstoffe des Ginsengs sind die Ginsenoside, von denen es etwa dreißig verschiedene Typen gibt. In zahlreichen experimentellen Studien wurden deren Wirkungen vor allem an Nervenzellen untersucht. Dabei zeigte sich, dass die verschiedenen Wirkstoffe die Öffnung von unterschiedlichen Ionenkanälen, die für den Einstrom oder Ausstrom von Ionen wie Calcium, Kalium und Natrium verantwortlich sind, beeinflussen können. Über diesen Wirkungsmechanismus scheint Ginseng seine Wirkungen auf das Gehirn auszuüben. In Versuchen bei Nagetieren wurde ferner gezeigt, dass Ginseng der schädigenden Wirkung von giftigen Stoffen auf das Gehirn bis zu einem bestimmten Grad entgegenwirken kann.

Ginsengpräparate beeinflussen die Blutgerinnung und können zu einer verlängerten Blutungszeit führen. Deshalb ist vor operativen Eingriffen die Einnahme dem Chirurgen beziehungsweise Anästhesisten mitzuteilen. Daneben können in seltenen Fällen auch Kopfschmerzen, Magen-Darm-Beschwerden, Blutdruckschwankungen, Muskelschmerzen und vaginale Blutungen auftreten.

Für Ginseng werden verschiedene günstige Funktionen postuliert. Es soll beruhigend, schlaffördernd, aphrodisisch, antidepressiv und harntreibend wirken. Außerdem soll es die Konzentrationsfähigkeit und die Aufmerksamkeit verbessern. Eine

Überprüfung der wissenschaftlichen Lage zeigt jedoch nur einen geringeren Grad an Effizienz. In einer Beobachtungsstudie aus Korea zum Beispiel wurde beschrieben, dass Personen, die regelmäßig Ginseng einnahmen, weniger an Krebs erkrankten. Gut durchgeführte Folgestudien fehlen jedoch. Auch scheint Ginseng eine günstige Wirkung auf den Blutzuckerspiegel nach einer Zuckerbelastung aufzuweisen. Es verhindert einen sehr starken Anstieg der Blutzuckerantwortkurve und hilft vermutlich dem Körper dabei, Insulin zu sparen.

Eine Übersichtsarbeit aus dem Jahre 2008 kommt zum Schluss, dass der rote Ginseng unter Umständen bei der Therapie von erektilen Störungen, die eine Großzahl älterer Männer befällt, hilfreich sein könnte. Die Autoren kommen jedoch zum Schluss, dass weitere gut durchgeführte Studien notwendig sind, um die positiven Effekte zu bestätigen.

40 *Omega-3-Fettsäuren*

Die mehrfach ungesättigten Omega-3-Fettsäuren gehören im Gegensatz zu den gesättigten Fettsäuren zu den essentiellen Nahrungselementen. Omega-3-Fettsäuren sind Bestandteile von Zellmembranen. Sie sind besonders wichtig für das Nervensystem und beteiligt an der Synthese von Eikosanoiden. Das sind Biomoleküle wie Prostaglandine und Leukotriene, welche beispielsweise die Funktion von Immunzellen, Blutplättchen und Gefäßwandmuskeln beeinflussen. Die Omega-3-Fettsäuren werden in die Alpha-Linolensäure, die in gewissen pflanzlichen Produkten zu finden ist (siehe unten), und die langkettigen Eikosapentaensäure (EPA) und Docosahexaensäure (DHA) unterteilt. Die beiden Letzteren kommen in hohen Mengen vor allem in Seefischen vor. Sie werden im Phytoplankton des Meeres produziert, von Fischen als Nahrung verzehrt und in deren Fettgewebe angereichert. Fische unterscheiden sich teilweise beachtlich in ihrem Gehalt an Omega-3-Fettsäuren.

Im Gegensatz zur Linolsäure fördern EPA und DHA eher die Bildung von körpereigenen Wirkstoffen, welche gefäßerweiternd und teilweise entzündungshemmend wirken. Sie können bis zu einem bestimmten Grad auch aus der Alpha-Linolensäure gebildet werden. Die Alpha-Linolensäure findet sich reichlich in hochwertigen pflanzlichen Ölen, dabei vor allem in Rapsöl, aber auch in Walnussöl, Weizenkeimöl und Sojaöl. Walnüsse und Leinsamen sind ebenfalls reich an Alpha-Linolensäure. Die absolut höchsten Mengen enthält übrigens Leinöl.

Der Vorteil von Omega-3-Fettsäuren auf die Gesundheit des Menschen wurde primär bei den Inuit (Eskimos) entdeckt. Inuit essen relativ große Mengen fette, zumeist rohe Fische. Daraus würde man zunächst ein erhöhtes Risiko für Krankheiten, die mit hohem Fettkonsum einhergehen – wie beispielsweise Herzinfarkt und Schlaganfall –, annehmen. Jedoch ist das genaue Gegenteil der Fall. In Studien wurde wiederholt beschrieben, dass die Anzahl koronarer Herzerkrankungen (Angina Pectoris, Herzinfarkt) bei den in Grönland lebenden Inuit deutlich niedriger ist als bei der nach westlichen Standards lebenden Bevölkerung in Skandinavien.

Ebenfalls konnten zahlreiche Beobachtungsstudien zeigen, dass ein erhöhter Fischkonsum mit einem geringeren Risiko für eine koronare Herzkrankheit einhergeht.

Omega-3-Fettsäuren wirken nicht nur als Schutzfaktoren gegen Arteriosklerose (Arterienverkalkung) und Herzinfarkt, sondern sie haben möglicherweise auch eine vorbeugende Wirkung bezüglich psychiatrischer Erkrankungen. Erklärt wird dies durch ihre Bedeutung für Aufbau und Lebensfähigkeit von Nervenzellen.

41 *Resveratrol*

Resveratrol gehört zur großen Gruppe der gesundheitsfördernden Polyphenole, die vor allem in Obst und Gemüse vorkommen. Polyphenole zeichnen sich insbesondere durch ihre antioxidative Wirkungen aus, so auch das Resveratrol. Es gilt allgemein als *der* Wirkstoff des Rotweins und kommt hauptsächlich in der Traubenschale und in geringeren Mengen in den Traubenkernen, Stielen, Reben und Wurzeln des Weinstocks vor. Neben den Trauben lässt sich Resveratrol zum Beispiel auch in Maulbeeren oder Cranberrys nachweisen.

Isoliert wurde es erstmals in der ersten Hälfte des 20. Jahrhunderts aus den Blättern der weißen Lilie. Den höchsten Gehalt hat der japanische Knöterich *Polygonum cuspidatum*. Diese Heilpflanze ist in der traditionellen japanischen und chinesischen Medizin unter dem Namen *Kojo-kon* verbreitet. In den alten Schriften wurde beschrieben, dass *Kojo-kon* bei einer Reihe von Krankheiten wie Pilzaffektionen, Hautentzündungen und verschiedenen Krankheiten der inneren Organe helfen kann. Auch in der ayurvedischen Medizin wird das Resveratrol aus Trauben unter dem Namen *Drakshasava* bei verschiedenen Erkrankungen verwendet. Bekanntheit erlangte Resveratrol jedoch erst in den Neunzigerjahren des letzten Jahrhunderts in

Zusammenhang mit dem sogenannten Französischen Paradoxon. Dieses bezieht sich darauf, dass die Herzinfarktrate bei Franzosen niedriger ausfällt als in vergleichbaren europäischen Ländern und den USA. Und das, obwohl die Franzosen eine fettreiche Kost verzehren und relativ viel rauchen. Zunächst wurde angenommen, dass ausschließlich das Resveratrol vom Rotweinkonsum der Franzosen schützend auf das Herz und die Gefäße wirkt. Neuere Studien lassen aber vermuten, dass nicht nur das Resveratrol, sondern auch der Alkohol schützend zu wirken scheint – ausschließlich aber nur dann, wenn er in moderaten Mengen getrunken wird. Resveratrol kann nicht nur effektiv freie Radikale abwehren, sondern es wirkt ferner auch stimulierend auf antioxidative Enzyme wie die Superoxiddismutase und die Katalase. Da freie Radikale sowohl bei der Entstehung des sogenannten arteriosklerotischen Plaques als auch bei der Zusammenballung der Blutplättchen eine Rolle spielen, kann Resveratrol über mehrere Mechanismen vor der Entstehung der Arteriosklerose schützen. Resveratrol wirkt außerdem auch im Gehirn schützend vor einer vermehrten Schädigung durch freie Radikale.

Neben den antioxidativen Eigenschaften wirkt Resveratrol entzündungshemmend. Wie bereits erwähnt, spielen beim Alterungsprozess eine beeinträchtigte Funktion des Immunsystems und chronische Entzündungsprozesse eine Rolle.

Daneben wirkt Resveratrol auch als Schutz vor Krebs. Dies wurde in zahlreichen Versuchen bei Krebszellmodellen nachgewiesen. Positive Wirkungen wurden bei Brustkrebs-, Dickdarm- und Prostatakrebszellen, aber auch bei Lebertumoren in Ratten beschrieben. Diese Effekte lassen vermuten, dass dieses Polyphenol eine interessante Antikrebssubstanz darstellen könnte. Außerdem besitzt Resveratrol die Fähigkeit, bereits existierende Krebszellen in den programmierten Zelltod und damit Selbstmord zu zwingen. Jedoch sollte erwähnt werden, dass der Beweis für die vor Krebs schützende Wirkung beim Menschen noch aussteht.

Resveratrol scheint auch positiv den Blutzuckerhaushalt und die Insulinausschüttung zu beeinflussen. Dies wurde unter anderem bei Mäusen mit Diabetes gezeigt. Dabei verbesserte Resveratrol die Wirkungen des Insulins an der Zielzelle und wirkte dadurch insulinsparend. Die Überproduktion von Insulin, eine sogenannte Hyperinsulinämie, mit einer sich daraus entwickelnden verminderten Wirkung an der Zielzelle, einer sogenannten Insulinresistenz, gilt inzwischen als der entscheidende Faktor in der Entstehung des metabolischen Syndroms. Diese Erkrankung ist geprägt durch die eben erwähnte Insulinresistenz, Fettstoffwechselstörungen, Bluthochdruck, einen hohen Nüchternblutzuckerspiegel sowie einen großen Bauchumfang.

Besonders interessant ist, dass die Gabe von Resveratrol an Modellorganismen – ähnlich wie eine energiereduzierte Kost – lebensverlängernd wirkt. Die Mechanismen der Kalorienrestriktion beruhen unter anderem auf einer Aktivierung der Sirtuine, die die Reparaturmechanismen am Erbgut verbessern. Außerdem konnte Resveratrol das Leben von Mäusen, die mit einer hochkalorischen Kost »gemästet« wurden, verlängern.

Ob jetzt eine regelmäßige Resveratrolzufuhr unser Leben verlängern würde, ist allerdings ungewiss. Jedoch besteht die Möglichkeit, dass Resveratrol das Risiko für gewisse Krankheiten vermindern könnte und somit indirekt die Lebenspanne erhöhen würde.

VII Anti-Aging durch Hormone?

Unter Anti-Aging kann zweierlei verstanden werden. Einmal die Absicht, den Alterungsprozess zu verzögern, und zweitens das Anliegen, Mittel beziehungsweise Methoden zu finden, die gegen altersabhängige Veränderungen wirken können. In den vergangenen Jahren hat dabei unter dem Schlagwort »Anti-Aging-Medizin« neben der bekannten Hormonersatztherapie bei Frauen vor allem die Frage der Hormongabe an alternde Männer breiten Raum in der Gesellschaft eingenommen. Es vergeht kaum eine Woche, in der nicht in einem öffentlichen Medium dieses Thema angesprochen wird.

Dafür gibt es einige Gründe. Dazu gehören sowohl das durch Öffentlichkeitsarbeit propagierte gestiegene Gesundheitsbewusstsein wie auch das finanzielle Potential, das in dem steigenden Anteil alter Menschen in der Gesellschaft steckt. Jedoch ist die wissenschaftliche Beweislage bei gesunden Seniorinnen und insbesondere Senioren mit altersentsprechenden (Hormon-)Veränderungen mehr als dürftig. Zu einer der wichtigen Ausnahmen gehört die Hormonersatztherapie in der Menopause zur Linderung klimakterischer Beschwerden, obwohl auch diese Therapie, anlehnend an aktuelle Studien, in denen gravierende Nebenwirkungen beobachtet wurden, derzeit neu bewertet wird (siehe weiter unten).

Als Anti-Aging-Hormone bieten sich logischerweise diejenigen an, die im Alter vermindert gebildet werden. Dazu gehören das Wachstumshormon beziehungsweise der damit verbundene Wachstumsfaktor IGF-1, die Geschlechtshormone, also Testosteron und Östrogene, das DHEA (siehe Seite 212) sowie das Zirbeldrüsenhormon Melatonin. Einzelne Anti-Aging- oder Hormon-»Päpste« propagieren die Zufuhr von einem oder mehreren dieser Hormone, um altersassoziierte Beschwerden zu lindern oder um generell den Alterungsprozess zu verzögern. Eine wichtige Frage, die man sich in diesem Zusammenhang stellen sollte, lautet: Ist die nachlassende Hormonproduktion eine Folge des Alterns und daher möglicherweise ein sinnvoller adaptiver Vorgang, oder sind die sinkenden Hormonspiegel die Ursache des Alterns? Sollte letzterer Fall zutreffen, ist es rein theoretisch denkbar, dass eine Gabe von Hormonen einen Anti-Aging-Effekt haben könnte. Trifft aber die erstere, wahrscheinlichere Überlegung zu, kann durch die Gabe von Hormonen möglicherweise mehr Schaden angerichtet als Gutes bewirkt werden.

Das erste wissenschaftlich-kontrollierte »Verjüngungsdoping« wurde bereits Ende des 19. Jahrhunderts durch den Physiologen und Neurologen Charles-Édouard Brown-Séquard (1817–1894) durchgeführt. Brown-Séquard war ein vielseitiger Wissenschaftler, der auf verschiedenen Gebieten forschte. Bekannt ist er heute vor allem aufgrund seiner Arbeiten zur halbseitigen Rückenmarkslähmung und deren Folgen. Am 1. Juni 1889, im Alter von zweiundsiebzig, präsentierte er einem großen Auditorium außergewöhnliche neue Daten aus Selbstversuchen, in denen er sich wässrige Extrakte aus den Hoden von Hausmeerschweinchen und Hunden verabreicht hatte und positive Wirkungen auf seine körperliche, sexuelle und intellektuelle Leistungsfähigkeit beobachten konnte. Zur damaligen Zeit glaubte man an die Theorie der spermatischen Ökonomie. Diese postulierte, dass die verfügbare körperliche Energie limitiert sei und exzessive Kopulationen beziehungsweise Masturbationen zu einer Entleerung des »Lebenssaftes« führen würden. Daher stießen die Versuche von Brown-Séquard zunächst auf großes Interesse und können durchaus als erste »Gehversuche« einer Hormonersatztherapie bezeichnetet werden. Als Brown-Séquard aber kurze Zeit später behauptete, sein »Elixier« sei lebensverlängernd, breitete sich Unverständnis aus und führte wahrscheinlich dazu, dass er einen Teil seiner Seriosität unter den Kollegen einbüßte.

Heutzutage hat sich diesbezüglich nicht viel geändert. Experten und Pseudoexperten, die den Menschen das Blaue vom Himmel versprechen – sei es ein »Verjüngungssaft« oder eine Methode, ohne Anstrengung schlank und rank zu werden –, genießen große Popularität und ihre Bücher verkaufen sich prächtig. Unter wissenschaftlich versierten Kollegen jedoch werden diese »Experten« hinter vorgehaltener Hand belächelt.

Zwei Punkte sind in diesem Zusammenhang wichtig: Erstens sollte eine Hormontherapie grundsätzlich nur von einem Fachmann, das heißt in der Regel einem Facharzt, durchgeführt werden, und zweitens ergibt sich die Notwendigkeit einer Hormontherapie aus medizinischen Aspekten primär dann, wenn bei gleichzeitig vorliegenden Symptomen eine deutlich niedrige Ausschüttung des Hormons im Blut gemessen wird. Bei »normalen«, altersentsprechenden Hormonspiegeln und Fehlen von Symptomen obliegt es der Verantwortung des Arztes beziehungsweise des Patienten, Hormone zu substituieren beziehungsweise einzunehmen. In der Regel wird das verständlicherweise aber nicht notwendig sein. Grundsätzlich sollte bedacht werden, dass Altern *keine Krankheit* ist. Daher benötigt ein gesunder älterer Mensch keine Anti-Aging-Therapie, zu denen auch die

Hormone gehören. Im Folgenden werde ich den Nutzen beziehungsweise das Gefahrenpotential einer Hormontherapie im Alter anhand der wissenschaftlichen Beweislage darlegen.

42 *Wachstumshormon*

Das Wachstumshormon wird stoßweise (pulsatil) insbesondere in den ersten nächtlichen Tiefschlafphasen ausgeschüttet. Der deutliche Abfall des anabol wirksamen Wachstumshormons im Alter hat eine Reduktion der Eiweißsynthese und damit verbunden eine Verminderung der Knochen- und Muskelmasse zur Folge. Es kann aber auch zu einer gewissen Beeinträchtigung des Immunsystems, auf das das Wachstumshormon eine stimulierende Wirkung hat, kommen. Aus diesen Gründen bietet sich das Wachstumshormon theoretisch als potentielle Anti-Aging-Substanz im Alter an. In der Tat konnten auch in früheren klinischen Studien positive Wirkungen einer Wachstumshormongabe auf die Körperzusammensetzung (mehr Muskel- und weniger Fettmasse) von Älteren, die niedrige IGF-1 Spiegel aufwiesen, gezeigt werden.

Interessanterweise wurden jedoch die körperliche Leistungsfähigkeit und Ausdauer beziehungsweise auch die Muskelkraft durch die Hormongabe nicht besonders verbessert. Außerdem sollte und muss bedacht werden, dass eine Therapie mit dem Wachstumshormon bei gesunden Älteren mit gravierenden Nebenwirkungen einhergehen kann. Zu diesen gehören beispielsweise eine Erhöhung des Blutzuckerspiegels (bis zum Diabetes), Ödeme (Wasseransammlungen im Gewebe) und sowie Gelenkbeschwerden. Diskutiert wird auch ein Zusammenhang zwischen einer Therapie mit Wachstumshormon/Wachstumsfaktor IGF-1 und Krebserkrankungen, da vor allem das IGF-1 das Zellwachstum fördert und den programmierten Zelltod, der wichtig ist, um defekte Zellen zu eliminieren, hemmt. Daher sollte von einer Gabe dieser Hormone bei normaler Körperentwicklung und altersentsprechenden Blutspiegeln abgesehen werden.

Außerdem ist sogar nicht auszuschließen, dass eine zusätzliche Gabe von Wachstumshormon beziehungsweise IGF-1 beim gesunden Alten, statt das Leben zu verlängern, das Gegenteil bewirkt. Das klingt zwar provokant, aber tierexperimentelle Untersuchungen an genetisch veränderten Mäusen konnten zum Beispiel zeigen, dass eine geringere IGF-1- und Insulinausschüttung, aber auch eine geringere IGF-1-Wirkung an der Zelle die Lebensspanne der Tiere um etwa zwanzig bis vierzig Prozent verlängert. Auf der anderen Seite starben jene Tiere, die Wachstumshormon erhalten hatten, frühzeitig. Ähnliche lebensverlängernde Wirkungen einer verminderten Wirkung von IGF-1/Insulin konnten auch beim Fadenwurm und bei der Fruchtfliege gezeigt werden.

Interessant ist in diesem Kontext auch die Beobachtung an Menschen mit dem sogenannten Laron-Syndrom. Beim Laron-Syndrom ist zwar das Wachstumshormon vorhanden, aber wirkungslos, da es seine Informationen an der Andockstelle nicht übermitteln kann. Solche Menschen haben eine kleine Körpergröße, weisen aber eine normale Lebensspanne auf. Diese Beobachtungen lassen daher daran zweifeln, ob das Wachstumshormon wirklich als Anti-Aging-Hormon in Frage kommt. Denkbar ist eher, dass eine physiologisch bedingte Abnahme der Wachstumshormon-/IGF-1-Ausschüttung im Alter sogar sinnvoll zu sein scheint, auch im Hinblick auf die evolutionären Theorien des Alterns (siehe Kapitel 12).

Erwähnenswert ist, dass Bewegungsarmut und Fettleibigkeit, vor allem vermehrtes Bauchfett, mit einer verminderten Ausschüttung des Wachstumshormons assoziiert sind. Auf der anderen Seite normalisieren beziehungsweise optimieren eine Gewichtsabnahme und regelmäßige körperliche Bewegung die Hormonspiegel. Auch die Ernährung hat einen Einfluss auf die Ausschüttung des Wachstumshormons. Fasten erhöht die Ausschüttung, wohingegen eine zuckerreiche Kost sie vermindert. Das ist mitunter ein Grund für mögliche, jedoch wissenschaftlich noch nicht ausreichend belegte, günstige Wirkungen des »Dinner Cancellings« (heißt: die Abendmahlzeit ausfallen lassen) auf die Wachstumshormonausschüttung, insbesondere aufgrund der Tatsache, dass das Wachstumshormon speziell in den ersten Schlafphasen ausgeschüttet wird.

43 *Geschlechtshormone*

Im Gegensatz zu anderen Anti-Aging-Hormonen – wie Melatonin und DHEA beziehungsweise Nahrungsergänzungsmitteln, die von Experten verschiedener Disziplinen propagiert werden – ist die Hormonersatztherapie der Frau im zweiten Lebensabschnitt kurz vor und einige Jahre nach Beginn der Menopause eine reine Domäne der Frauenheilkunde. Sie hat eindeutige medizinische Indikationen und sollte nur unter Betreuung durch einen Frauenarzt mit engmaschigen Kontrollen durchgeführt werden. Ähnliches gilt auch für die Androgentherapie des älteren Mannes mit nachgewiesener krankhafter Verminderung des Androgenspiegels. Diese sollte auch nur vom Facharzt, in der Regel einem Urologen, durchgeführt und betreut werden.

Die Hauptindikation für eine Hormonersatztherapie bei Frauen sind schwerere klimakterische Beschwerden wie Schlaflosigkeit, Stimmungsschwankungen und Hitzewallungen mit Schwitzattacken, die die Lebensqualität der Frau beeinträchtigen. Weitere Indikationen sind Veränderungen an den Geschlechtsorganen, vor allem eine trockene Scheide, eine Rückbildung des urogenitalen Systems sowie ein deutlich erhöhtes Risiko für Osteoporose. Vor Beginn einer Therapie sollte der Arzt sogenannte Kontraindikationen, die gegen die Therapie sprechen, ausschließen.

Lange Zeit wurde die Hormonersatztherapie (HERT) weitläufig durchgeführt. Ende der Achtziger- und Anfang der Neunzigerjahre des letzten Jahrhunderts wurden zahlreiche positive Wirkungen dieser Therapie auf verschiedene Organsysteme propagiert. Im Verlauf der Neunzigerjahre gab es dann zunehmend Studien, die nachteilige Wirkungen der HERT beschrieben. Dies setzte den Befürwortern der Therapie einen gewissen Dämpfer auf. Die größte Studie war die »Women's Health Inititiative«-Studie (WHI). In diese Studie wurden mehr als 16 000 Frauen im Alter zwischen fünfzig und neunundsiebzig Jahren eingeschlossen. Die Hälfte der Patientinnen bekam täglich ein Östrogen-Gestagen-Präparat, die andere Hälfte ein Placebopräparat. Nach einer mittleren Beobachtungszeit von etwa fünfeinhalb Jahren musste die Studie abgebrochen werden, da in der Hormongruppe das Brustkrebsrisiko zugenommen hatte. Auch erkrankten mehr Frauen der Hormongruppe an Herzinfarkt, Schlaganfall, Beinvenenthrombosen und Lungenembolie im Vergleich zu denjenigen, die das Placebopräparat erhielten. Im

Gegensatz dazu bekamen Frauen in der Hormongruppe allerdings deutlich weniger Dickdarmkrebs, Hüft- und Wirbelkörperfrakturen als in der Placebogruppe.

Die Ergebnisse der WHI-Studie wurden in einer anderen britischen Studie, in die mehr als eine Million Frauen im Alter zwischen fünfzig und vierundsechzig Jahren eingeschlossen waren, auch mehr oder minder bestätigt. In dieser Studie wurde die Versuchsgruppe unter anderem nach einer Hormonersatztherapie befragt. Dabei zeigte sich, dass besonders diejenigen Frauen, die eine Kombination von Östrogenen und Gestagenen in einem Beobachtungszeitraum von durchschnittlich 2,6 Jahre erhielten, deutlich häufiger an Brustkrebs erkrankten als Frauen, die keine HERT erhielten. Folgeuntersuchungen der Studienteilnehmer zeigten, dass auch die Rate von Eierstockkrebs bei denjenigen, die HERT erhielten, erhöht war.

Insbesondere diese Studien waren der Grund für einen drastischen Rückgang der Hormonersatztherapie im neuen Millennium und für eine Neueinschätzung der Situation.

Es sollte auch nicht unerwähnt bleiben, dass viele Frauen das Klimakterium und die Menopause als Phasen des Lebens betrachten, die keiner pharmakologischen Intervention bedürfen. Die Wechseljahre sind keine Krankheit, sondern eine natürliche Phase im Leben. Die Hormontherapie ist dazu da, Beschwerden, die mit einer deutlichen Reduktion der Lebensqualität einhergehen, zu lindern. Sie kann aber nicht das Leben verlängern und schützt – bis auf wenige Ausnahmen wie Osteoporose und Dickdarmkrebs – wahrscheinlich auch nicht vor Krankheiten. Frauen in der Menopause können sich besser durch eine gesündere Lebensführung vor Krankheiten schützen. Rauchverzicht, viel Bewegung und täglich reichlich Obst und Gemüse sind effizientere Möglichkeiten, altersabhängige Beschwerden abzuwehren.

Was könnten Frauen noch gegen die klimakterischen Beschwerden tun? (Anlehnend an die Empfehlungen des Bundesministeriums für Gesundheit und Soziale Sicherung BMGS, www.akdae.de/45/Wechseljahre_BMGS.pdf)

- Tragen Sie eine angenehme Kleidung.
- Meiden Sie stark gewürztes Essen.
- Schränken Sie den Genuss von Alkohol, Kaffee und schwarzem Tee ein, vor allem am Abend.
- Schlafen Sie in kühlen Räumen.
- Versuchen Sie abzunehmen, wenn Sie übergewichtig sind
- Bewegen Sie sich viel.
- Lernen Sie Entspannungsübungen.
- Verzehren Sie täglich Milch- und Milchprodukte, um genügend Calcium aufzunehmen.
- Seien Sie täglich an der frischen Luft, um ihre Vitamin-D-Synthese anzuregen.
- Bei einer trockenen Scheide informieren Sie sich über lokal anzuwendende Präparate.

44 *DHEA*

In epidemiologischen Untersuchungen wurde gezeigt, dass Langlebigkeit bei Menschen mit hohen DHEA-Spiegeln verbunden ist. Interessanterweise vermag auch eine »Caloric Restriction« den altersabhängigen Abfall von DHEA in Rhesusaffen aufzuhalten.

Die zahlreichen experimentellen Arbeiten zu positiven Wirkungen von DHEA-S (der sulfatierten Form von DHEA), aber auch epidemiologische Daten ließen zunächst vermuten, dass eine Gabe von DHEA-S unter Umständen günstige Anti-Aging-Wirkungen zeigen könnte. Günstige Wirkungen wurden unter anderem bei Männern mit einer erektilen Dysfunktion beschrieben, die niedrige DHEA-S-Spiegel aufwiesen. Auch bei älteren Frauen zeigte sich eine Verbesserung der Libido und der sexuellen Zufriedenheit sowie des generellen Wohlbefindens nach einer Therapie mit DHEA.

Jedoch konnten diese positiven Wirkungen in Folgestudien nicht bestätigt werden. Eine Gabe von DHEA über zwei Jahre an ältere Männer und Frauen, die niedrige DHEAS-Spiegel aufwiesen, führte nicht zu einer nennenswerten Verbesserung der Körperzusammensetzung, physischen Leistungsfähigkeit, Insulinwirkung oder Lebensqualität. Eine Analyse des Cochrane Instituts zum Effekt einer DHEA-Gabe auf kognitive Funktionen von gesunden Älteren kam zu ähnlich negativen Schlüssen. Daher kann vermutet werden, dass die Abnahme der DHEA-Konzentration im Alter nicht der Grund für Störungen bezüglich Sexualität oder Kognition ist.

Insgesamt ist die Studienlage zu psychologischen Effekten sehr widersprüchlich, so dass man von einer Empfehlung für eine DHEA-S-Gabe im Alter weit entfernt ist. Wahrscheinlich ist jedoch, dass Menschen mit einer krankhaften Verminderung der DHEA-Produktion in der Nebennierenrinde von einer DHEA-Therapie profitieren. Zusätzlich scheint DHEA eine günstige Wirkung auf die Knochendichte von Frauen aufzuweisen. Frauen mit geringen DHEA-Spiegeln zeigten ein höheres Risiko für Knochenbrüche im Vergleich zu Frauen mit hohen Werten.

45 *Melatonin*

Melatonin ist ein Hormon, das praktisch bei allen Lebewesen nachgewiesen werden kann – vom Einzeller bis zum Menschen.

Die Rotation der Erde um ihre eigene Achse und damit der tägliche Wechsel von hell und dunkel gehören zu den konstantesten Mechanismen unserer Erde. Viele Spezies haben daher Eigenschaften entwickelt, um sich diesem Helldunkelwechsel optimal anzupassen. Zu einem dieser Anpassungsmechanismen gehört auch die Produktion von Melatonin, welches hauptsächlich in der Nacht ausgeschüttet wird und die Information »dunkel« als ein hormonelles Signal an den Körper vermittelt. Melatonin wird daher auch als Hormon der Dunkelheit bezeichnet.

Die Melatoninproduktion und die nachfolgende Ausschüttung ins Blut folgen einem circadianen Rhythmus, der durch einen nächtlichen Anstieg mit Höchstwerten um circa zwei Uhr und sehr niedrigen Werten während der Helligkeitsperiode gekennzeichnet ist. Dabei handelt es sich um einen durch die innere Uhr gesteuerten endogenen Rhythmus, der auch bei Abwesenheit des Helldunkelwechsels bestehen bleibt, dabei allerdings seine Charakteristik verändern kann. Der Helldunkelwechsel stellt den Circadianrhythmus der Melatoninsekretion auf eine exakte 24-Stunden-Periode ein. Wieweit Stress, saisonale Faktoren, der Menstruationszyklus bei Frauen und Nahrungsrestriktion den Melatoninrhythmus beeinflussen können, ist umstritten beziehungsweise noch nicht ausreichend systematisch untersucht worden.

Melatonin wird in der Epiphyse gebildet. Die Epiphyse oder *Glandula pinealis* oder Zirbeldrüse ist eine Hirnstruktur, die bereits im zweiten Jahrhundert in der Geschichte der Medizin erwähnt wurde. Neben der Epiphyse besitzen vor allem auch noch das Auge sowie der Magen-Darm-Trakt die enzymatische Ausstattung für die Melatoninproduktion. Im Magen-Darm-Trakt werden sogar erhebliche Mengen an Melatonin produziert, die jene in der Epiphyse möglicherweise übertreffen.

Die Struktur des Melatonins wurde erstmalig durch den Dermatologen Aaron Lerner beschrieben. Lerner hatte sich von Versuchen von C. P. McCord und F. C. Allen, die 1917 veröffentlicht wurden, inspirieren lassen. In diesen Studien wurde beschrieben, dass Kaulquappen, die mit Rinderepiphysen gefüttert wurden, sich intensiv aufhellten. Lerner hatte in einer unglaublichen Anstrengung bis 1957 rund 250 000 Rinderepiphysen verarbeitet, um das Melatonin zu isolieren. Eine Woche vor Ablauf der Frist zur weiteren Finanzierung des Projektes gelang ihm dann der Durchbruch. Lerner hatte aus der Rinderepiphyse einen Faktor isoliert, der die Amphibienhaut durch Einfluss auf die Melanophoren – das sind Melanin enthaltende Zellen der Haut – stark bleichen konnte. Daher der Name Melatonin: »Mela« von Melanophor – »tonin« von Serotonin.

Wirkungen von Melatonin

Für Melatonin wurden an verschiedenen Stellen des Zentralnervensystems und in den Organen Bindungsstellen nachgewiesen. Im Tierreich hat Melatonin unter anderem einen Einfluss auf die Reproduktion und die Sexualentwicklung. Zu physiologischen Wirkungen des Melatonins beim Menschen ist noch relativ wenig bekannt. Es hat auf jeden Fall eine schlaffördernde Wirkung, und es scheint Informationen über den Helldunkelwechsel oder von der inneren Uhr im Hypothalamus auf periphere Organe und deren physiologische Funktionen zu übertragen. Daneben zeigen zahlreiche tierexperimentelle Untersuchungen, dass Melatonin krebshemmend wirkt und das Nervensystem vor schädlichen Einflüssen schützen kann. Zusätzlich weist es eine stimulierende Wirkung auf das Immunsystem auf und beeinflusst vor allem durch Regulation der Gefäßweite den Wärmehaushalt und den Blutdruck.

Besonders in pharmakologischen Dosierungen weist Melatonin außerdem eine potente antioxidative Wirksamkeit auf und wirkt dabei insbesondere antioxidativ gegen die extrem zerstörerischen Hydroxylradikale ($OH^{\bullet}$). Es stimuliert ferner auch die Bildung von antioxidativ wirksamen Enzymen.

Die Melatoninausschüttung wird bei Lichtintensitäten ab zweihundert Lux zunehmend unterdrückt. Zweihundert Lux entsprechen ungefähr einer leichten Zimmerbeleuchtung. Melatonin ist auch ein Chronobiotikum. Darunter versteht man eine Substanz, die entweder die Phase des circadianen Systems verschiebt oder desynchronisierte circadiane Rhythmen wieder synchronisiert. Ersteres bedeutet, dass zum Beispiel durch die Gabe von Melatonin die Einschlafzeit verschoben wird, entweder nach hinten auf einen späteren Zeitpunkt oder nach vorn auf einen früheren Zeitpunkt. Desynchronisation heißt, dass verschiedene Körperfunktionen wie Schlaf-wach-Verhalten, Hormonausschüttung und so weiter nicht harmonisch miteinander ablaufen. Eine akute Desynchronisation tritt bei schnellem Überschreiten vieler Zeitzonen (»Jetlag«) auf. Eine chronische Desynchronisation kann Folge jahrelanger Schichtarbeit oder unter Umständen auch gewisser Erkrankungen wie Krebs sein. Ein Chronobiotikum wie Melatonin ist in der Lage, desynchronisierte Rhythmen, vor allem die akuten, wieder zu synchronisieren, also zu harmonisieren.

In den USA ist Melatonin frei erhältlich und unterliegt somit nicht der Rezeptpflicht. Dort wird es vor allem wegen seiner schlaffördernden Wirkung und als potentielle Anti-Aging-Substanz genommen. Jedoch ist die Beweislage zum letzteren Punkt mehr als dürftig.

VIII Die letzten Kapitel

In diesem letzten Teil werde ich Bereiche in der Altersforschung behandeln, die in der Zukunft von der Wissenschaft weiter erforscht und von Bedeutung für die zukünftigen Möglichkeiten sein werden. Dazu gehören vor allem die Stammzelltherapie und epigenetische Ansätze. Daneben gehe ich auf den sehr heiklen Komplex des Klonens ein. Außerdem habe ich als Quintessenz verschiedene Empfehlungen zusammengestellt, deren Beherzigung Basis für ein möglichst langes und gesundes Leben sein können. Den Schluss bildet ein Interview mit meinem Vater, den ich über die Geheimnisse eines glücklichen Lebens befragt habe.

46 Stammzelltherapie und Regeneration

Was sind Stammzellen?

Der Begriff »Stammzelle« ist in der Medizin und bei Anti-Aging-Forschern zu einem Wundermittel hochstilisiert worden, das in der Zukunft alle Probleme lösen soll. Vor mehr als hundert Jahren wurde bereits erstmalig angenommen, dass sich alle ausgereiften, funktionstüchtigen Körperzellen aus Stammzellen ableiten. Eingeführt wurde diese Hypothese 1909 von dem Hämatologen Alexander Maximow. Der Beweis dafür wurde im

Jahre 1963 erbracht. Dabei wurden bei einem Mausmodell erstmals Blutstammzellen im Knochenmark nachgewiesen. Stammzellen haben die Eigenschaft, dass sie stets teilungsfähig bleiben. Sie teilen sich aber nur bei Bedarf, und sie teilen sich so, dass eine der beiden Tochterzellen eine Stammzelle bleibt und die andere eine Zelle wird, die dann einen Reifungsweg beschreitet. In verschiedensten Geweben unseres Körpers finden sich viele dieser Miniaturjungbrunnen. Die Haut zum Beispiel wird ständig erneuert durch die Teilungsfähigkeit von Stammzellen. Dabei stimulieren gewisse Wachstumsfaktoren die Stammzellen zur Teilung, und andere begrenzen ihre Teilungsfähigkeit, so dass die Teilung den Bedürfnissen des Organismus angepasst wird.

Im Knochenmark gibt es sogenannte pluripotente Stammzellen, die ein Leben lang für eine fortwährende Erneuerung der Blutzellen sorgen. Pluripotenz bedeutet, dass aus der Stammzelle Zellen verschiedenster Art gebildet werden können. Aus der pluripotenten Stammzelle des Knochenmarks entstehen rote Blutkörperchen, aber auch Leukozyten – das sind Zellen des Immunsystems – sowie die Blutplättchen, die Thrombozyten. Neuere Studien lassen vermuten, dass es noch viel »pluripotentere« Stammzellen im Knochenmark gibt, aus denen alle möglichen Zellen entstehen könnten, etwa Zellen des Bindegewebes, der Muskulatur oder der Gefäßwand. In den letzten Jahren wurden Stammzellen sogar im Gehirn nachgewiesen, einem Gewebe mit einer geringen Regenerationsfähigkeit.

Regeneration

Das Verständnis der Mechanismen, wie Zellen zu Stammzellen werden, könnte den Weg ebnen, um geschädigtes Gewebe wieder zu regenerieren. Regeneration bedeutet Wieder-Erzeugen und findet auf allen Ebenen des Lebens statt. Zum Beispiel müssen im Körper ständig Proteine erneuert werden. Ohne Regeneration würde die Zelle in kürzester Zeit absterben.

Im Vergleich zum Menschen besitzen einige Tiere viel potentere Mechanismen zur Regeneration. Der Plattwurm zum Beispiel kann nach einer Enthauptung einen neuen Kopf bilden. Bekannt ist auch der Salamander, der innerhalb von einigen Tagen nach einer Verletzung einen neuen Schwanz bildet. Die Tiere, die eine hohe Regenerationsfähigkeit besitzen, weisen entweder eine hohe Anzahl an Stammzellen auf oder sie haben die Möglichkeit, Zellen in Stammzellen umzuwandeln. Beim Salamander zum Beispiel werden reife Zellen zu Stammzellen. Eine Regenerationsfähigkeit für vollständig abhandengekommene Körperteile besitzen beispielsweise auch Schwämme und Nesseltiere.

Ein Modellorganismus für fast unbegrenzte Erneuerungsfähigkeit ist der Süßwasserpolyp Hydra. Der Name stammt von der griechischen Sage über eine riesige Wasserschlange mit mehreren Köpfen, die in den lernäischen Sümpfen des Peloponnes hauste. Sie pflegte manchmal an Land zu gehen, zerriss dabei Viehherden und verwüstete Felder. Eine der Aufgaben des starken Herkules war es, die Schlange zu erlegen. Er schlug der Schlange die Köpfe ab, aber sie wuchsen immer wieder nach, so dass er mit einem glühenden Pfahl die Wunden ausbrannte, damit die Köpfe nicht mehr nachwachsen konnten.

Der Süßwasserpolyp Hydra kann einen abgetrennten Kopf ebenfalls durch einen neuen ersetzen. Er besitzt eine bemerkenswerte Regenerationsfähigkeit und kann theoretisch unendlich alt werden. Eine weitere besondere Eigenschaft der Hydra ist, dass ihre Zellen, wenn sie voneinander getrennt werden, wieder zueinanderfinden oder neue Polypen aus ihnen wachsen.

Das hohe Potential für Erneuerung beruht auf der Tatsache, dass der Polyp ständig seine gesamten Zellen erneuert.

Beim Menschen ist neben der Regenerations- beziehungsweise Heilungsfähigkeit von Wunden und Knochenbrüchen auch das gute Regenerationsvermögen der Leber bekannt. Dies macht sich in der griechischen Mythologie der Adler Ethon zu nutze, der täglich von Prometheus Leber fraß. Auch die Blutzellen besitzen eine sehr gute Regenerationsfähigkeit.

Noch nicht vollständig beantwortete Fragen zu diesem Thema sind: Wie erkennt der Organismus, dass etwas fehlt, und woher kommt das Material? Sind es Stammzellen oder ausgereifte Zellen, die wieder in ihren Ursprungszustand zurückkehren und für das neue Gewebe zur Verfügung stehen?

Embryonale Stammzellen?

Das als Blastozyste bezeichnete frühe Embryonalstadium enthält pluripotente Stammzellen, aus denen verschiedenartigste Zelltypen – seien es Nervenzellen des Gehirns, Herzmuskelzellen oder auch Bauchspeicheldrüsenzellen – reifen können. Diese könnten dann bei Krankheiten des Gehirns und des Rückenmarks wie bei Parkinsonismus oder Querschnittslähmung, aber auch des Herzens und der Bauchspeicheldrüse wie bei Diabetes mellitus zum Einsatz kommen. Aus diesem Grund werden große Hoffnungen auf embryonale Stammzellen gesetzt.

Menschliche embryonale Stammzelllinien wurden erstmalig 1998 erfolgreich isoliert und kultiviert. Die Züchtung der Stammzellen erfolgt in einer Kulturschale unter Zugabe von geeigneten Nähr- und Signalstoffen. Aus diesen können dann Zellzusammenballungen entstehen. Erfolge wurde bisher für Herzmuskelzellen beschrieben. Ein Problem ist, dass Zellen und Gewebe aus embryonalen Stammzellen im Empfängergewebe einen Fremdkörper darstellen, ähnlich wie bei einer Transplantation eines Organs. Alle Zellen haben nämlich auf ihrer Oberfläche charakteristische Antigene – das sind Eiweißmoleküle, die in einem Fremdgewebe das Immunsystem aktivieren. Das »antigene Muster« könnte als ein individueller Ausweis bezeichnet werden, der dem Immunsystem des Empfängers anzeigt, dass es sich um ein Fremdgewebe handelt. Eine Überlegung ist daher, in die Spenderzellen die Gene des Empfängers einzuschleusen. Das Problem besteht jedoch darin, dass Tausende verschiedener Varianten dieser sogenannten MHC-Gene *(Major Histocompatibility Complex)*, aus denen die Zellantigene gebildet werden, existieren und dass sie nicht alle hergestellt werden können. Daher gibt es die Überlegung, Eizellen einer Spenderin zu nehmen, den Zellkern zu entfernen und durch den Kern einer pluripotenten Zelle des Empfängers zu ersetzen. Das Ei könnte dann nach Stimulation in einer Kulturschale zum Wachstum angeregt werden. Aus diesem könnten schließlich embryonale Stammzellen gewonnen werden, aus welchen sich in weiterer Folge die gewünschten Gewebe entwickeln. Deren Erbgut würde dem Erbgut des Empfängers entsprechen. Die Methode, einen Zellkern durch einen anderen Zellkern zu ersetzen, wurde erstmalig auch zum Klonen des Schafes Dolly verwendet.

Die embryonale Stammzelltherapie ist vom medizinisch-wissenschaftlichen Aspekt aus betrachtet zweifellos zukunftsweisend. Sie wird jedoch von einigen Menschen aus ethischen und religiösen Gründen abgelehnt. Außerdem hat sie noch potentielle Nachteile. Weisen Gene Mutationen auf, könnte das zu Komplikationen in den sich bildenden Geweben und Organen führen. Fehlerhafte Gene würden fehlerhafte Proteine bilden, die wiederum fehlerhaft funktionieren. Außerdem sind viele Gene in der Zelle ausgeschaltet. Werden diese im neuen Organismus aktiviert, könnte das gravierende Folgen wie das Entstehen von Tumoren nach sich ziehen.

47 *Epigenetik*

Erstmalig erwähnt wurde der Begriff »Epigenetik« in den Vierziger Jahren des letzten Jahrhunderts durch den Entwicklungsbiologen Conrad Waddington. Dieser sagte, dass die Interaktion von Genen mit ihrer Umgebung das Erscheinungsbild eines Lebewesens, den sogenannten Phänotyp, prägen. Lange Zeit blieb diese Aussage unbeachtet, bis Mitte der Siebzigerjahre erstmalig auf DNA-Ebene diese Interaktion beschrieben wurde.

Die Epigenetik untersucht nicht die Sequenz oder die Organisation der Gene, sondern die Gründe, warum sie ein- oder ausgeschaltet werden. Sie befasst sich mit der vererbten Regulation genetischer Aktivität. Epigenetische Mechanismen kommen überall im Körper vor. Die normale Funktion des Körpers beruht sogar wesentlich auf epigenetischen Vorgängen. Die Epigenetik ist zwar kein ganz neuer Forschungszweig, aber sie wurde vor allem in den letzten Jahren wieder reaktiviert, nachdem erkannt wurde, dass sie eine enorme Bedeutung für die Ausprägung von Merkmalen, aber vor allem auch für die Entstehung von Krankheiten hat. In der Gerontologie ist die Epigenetik von besonderem Interesse, da man sich erhofft, mit bestimmten (epigenetischen) Maßnahmen und Faktoren Langlebigkeitsgene zu aktivieren und andere Gene, die mit einem erhöhten Risiko für Krankheiten einhergehen, auszuschalten.

Die Erbsubstanz, DNA, ist in Chromosomen verpackt. Die einzelnen Abschnitte der Chromosomen nennt man Gene. Diese enthalten den Code für Proteine. Dieser Code besteht aus einer Folge der Buchstaben A(denin), C(ytosin), G(uanin) und T(hymin), die die vier DNA-Basen repräsentieren. Daher wird das Genom auch Buch des Lebens bezeichnet. Drei Basen auf der DNA codieren jeweils für eine Aminosäure. Ein Gen besteht aus einer bestimmten Buchstabenfolge, die dann übersetzt wird. Die Übersetzung dient dazu, dass die richtigen Aminosäuren an richtiger Stelle aneinandergelagert werden und somit schlussendlich ein Protein entsteht. Ist eine Base im Gen der DNA falsch – wie bei einer Erbkrankheit –, wird an einer Stelle des Proteins die falsche Aminosäure eingelagert, so dass das Protein fehlerhaft oder gar nicht funktioniert.

Wenn also Gene aktiviert werden (»Genexpression«), kommt es in der Zelle zur Bildung von Proteinen. Wenn das Gen jedoch stummgeschaltet ist, wird das Protein dementsprechend nicht gebildet. Nur ein kleiner Teil der DNA ist aktiv und an die Proteinsynthese beteiligt. Der Großteil besteht aus nichtcodierenden Regionen, aber auch aus sich wiederholenden Buchstabenfolgen.

Jede Zelle eines Organismus enthält dieselbe genetische Information. Doch warum gibt es dann unterschiedliche Zellen, seien es Nervenzellen, Knochenzellen und so weiter? Gene werden unterdrückt oder aktiviert. Die Differenzierung, das heißt die Reifung einer Zelle und Ausbildung von gewebstypischen Merkmalen, kann nur dann gut funktionieren, wenn aktivierte und stummgeschaltete Gene in ihrem Wechselspiel optimal aufeinander abgestimmt sind und die epigenetischen Informationen an nachfolgende Zellgenerationen weitergeben. Epigenetische Mechanismen sind auch wichtig, damit Gene unterdrückt werden, die eigentlich für den Menschen nicht vorgesehen waren. In unserem Erbgut befinden sich nämlich Sequenzen, die von Retroviren und Parasiten stammen und unser Genom vor langer Zeit infiltriert haben. Durch epigenetische Mechanismen werden diese Abschnitte der DNA unterdrückt, so dass sie unserem Körper nicht schaden können. An der Inaktivierung des zweiten weiblichen X-Chromosoms konnte ferner gezeigt werden, dass epigenetische Einflüsse nicht nur einzelne Gene und Gengruppen, sondern auch ganze Chromosomen unterdrücken können.

Als epigenetischer Mechanismus kommt vor allem der sogenannten Methylierung von Resten der Aminosäure Cytosin eine Rolle zu. Da sich Regionen mit Cytosin vor allem in Abschnitten des Gens befinden, die für die Aktivierung des Gens verantwortlich sind (sogenannte Schalter), kann das Gen durch die Methylierung stummgeschaltet werden.

Inzwischen hat man erkannt, dass in einem alternden Gewebe vermehrt Zellen auftreten, bei denen diese Methylierung nicht gut funktioniert. Dadurch wird zum Beispiel die Entstehung von Krebs begünstigt. Nicht nur die Methylierung an der DNA, sondern auch Veränderungen an den Histonen bewirken eine Stummschaltung von Genen. Die Histone bilden eine Gruppe von Eiweißmolekülen, die die DNA im Zellkern verpacken. Nur so ist es überhaupt möglich, den etwa einen Meter langen DNA-Faden im Zellkern unterzubringen. Dabei wird der Faden wie bei einer Spule um die Histone gewickelt und diese perlschnurartig aneinandergereiht. Veränderung der Histone und vor allem der Histon-DNA-Struktur entscheiden darüber, ob und wie stark ein Gen aktiviert wird, so dass es in weiterer Folge zur Proteinsynthese kommen kann. Sie machen die Erbsubstanz erst für Enzyme und andere Proteine zugänglich. Eine gleichermaßen wichtige Aufgabe kommt den kurzen Verwandten der DNA zu, den sogenannten kleinen Ribonukleinsäuren. Sie haben eine Signalfunktion und können den Anbau von Schaltergruppen an die DNA veranlassen.

Während unseres Lebens ermöglichen epigenetische Veränderungen den Zellen, auf Umweltveränderungen und Einflüsse zu reagieren, ohne dass die DNA selber geändert werden muss. Allerdings ist diese Anpassung nicht immer von Vorteil für den Körper: Viele Krebsarten entstehen beispielsweise dadurch, dass die Gene für wichtige Reparaturenzyme oder Schutzmechanismen epigenetisch ausgeschaltet werden. Da sich epigenetische Strukturen viel leichter ändern lassen als die DNA, ergeben sich dadurch auch Möglichkeiten, auf neue Umweltbedingungen relativ schnell zu reagieren. Umgekehrt kann durch gezielte Veränderungen von Umweltbedingungen, etwa Ernährungsumstellung, die Genaktivität beeinflusst werden. Studien bei eineiigen Zwillingen, die über die gleiche Genstruktur verfügen, haben gezeigt, dass bei ungefähr einem Drittel deutliche Unterschiede im DNA-Methylierungsmuster vorliegen. Vor allem bei älteren Zwillingen häuften sich die epigenetischen Unterschiede.

Altern und Epigenetik

Im Alter ist die Fähigkeit, sich an veränderte Umweltbedingungen anzupassen, zunehmend beeinträchtigt. Die reduzierte Kapazität, das innere Milieu im Gleichgewicht zu halten, hängt vor allem mit einem veränderten Profil der Genexpression zusammen. Dies kann zum Beispiel dazu führen, dass bestimmte Proteine, die an der Stressantwort beteiligt sind, in einem geringeren Ausmaß gebildet werden. Studien bei Rhesusaffen zum Beispiel zeigten, dass Altern mit einer Aktivierung von Genen assoziiert ist, die das Entstehen von oxidativem Stress und Entzündungsreaktionen begünstigen. Beide Prozesse sind maßgeblich beim Altern beteiligt. Andererseits werden Gene, die an der Energiegewinnung beteiligt sind, gehemmt.

Im Gegensatz zum Einfluss der Epigenetik bei der Krebsentstehung, welche schon seit geraumer Zeit untersucht wird, steckt die Erforschung epigenetischer Mechanismen beim Altern noch in den Kinderschuhen. Bekannt ist derzeit, dass das Sir2-Protein, ein Produkt von Langlebigkeitsgenen, die Histonstruktur epigenetisch beeinflussen kann. Eine energiereduzierte Kost beispielsweise erhöht die Sir2-Aktivität, wohingegen der Alterungsprozess zu einer Abnahme führt.

Im Alter ändert sich ferner auch das Bild der DNA-Methylierung in einer komplexen Art und Weise mit einer eher globaleren Verminderung der Methylierung, aber in bestimmten Fällen auch zu einer vermehrten Methylierung gewisser Genbezirke. Die geringere allgemeine Methylierung bewirkt eine Instabilität des Erbgutes und führt daher unter anderem zu einer Enthemmung von Genen, die krebserregend wirken können. Außerdem kann diese Enthemmung auch dazu führen, dass vermehrt Antikörper gebildet werden, die gegen die DNA gerichtet sind. Dies begünstigt dann die Entstehung von sogenannten Autoimmunkrankheiten.

Nährstoffe → Gene = Nutrigenomics

Einen wichtigen epigenetischen Einfluss hat die Ernährung. Es ist seit langem bekannt, dass eine energiereduzierte Kost das Leben verlängert (siehe Kapitel 34). Versuche bei Mäusen konnten zum Beispiel zeigen, dass durch eine energiereduzierte Kost das Genprofil der Mäuse verändert wird. Interessanterweise kam es wieder zur Rückbildung der Veränderung nach einer relativ kurzen Periode, in denen sich die Versuchstiere wieder normal ernährten. Dieses neue Gebiet der Ernährung, das den Einfluss verschiedener diätetischer Maßnahmen auf die Genexpression untersucht, wird Nutrigenomics genannt.

Seit langer Zeit ist bekannt, dass antioxidativ wirksame Mikronährstoffe wie die Vitamine A, C und E, aber auch Polyphenole die DNA vor Schädigung durch freie Radikale schützen können. Neuere Studien lassen ferner vermuten, dass gewisse Nährstoffe auch die Reparaturmechanismen an der DNA stimulieren. Selen beispielsweise kann in menschlichen Bindegewebszellen die Reparatur an der DNA verbessern.

Wie bereits erwähnt, ist die Methylierung bestimmter Regionen der DNA einer der wichtigsten epigenetischen Mechanismen. Verschiedene Studien in Zellen, Versuchstieren, aber auch beim Menschen konnten zeigen, dass eine ungenügende Versorgung mit verschiedenen Mikronährstoffen wie Folat (Folsäure) oder Selen, aber auch Polyphenolen die DNA-Methylierung ungünstig beeinflussen kann. In einer randomisiert-kontrollierten Studie konnte zum Beispiel durch die Gabe von Folsäure (das Gegenstück zum natürlichen Folat) die Rate der DNA-Methylierung in weißen Blutzellen und Zellen der Dickdarmschleimhaut bei Patienten mit einer Vorstufe des Dickdarmkrebses gesteigert werden.

Untersuchungen auf dem Gebiet der Nutrigenomics sind weiter im Kommen. Dabei werden vor allem transgene, also genetisch veränderte Mäuse als Versuchstiere eingesetzt. Diese weisen verschiedene Krankheiten wie etwa Fettstoffwechselstörungen oder auch eine Insulinresistenz auf. Sie werden unter verschiedenen diätetischen Bedingungen ernährt, um vor allem die Mechanismen der Krankheiten, aber auch den Einfluss der Ernährung besser zu verstehen.

48 *Dolly war der Anfang (vom Ende?) – Klonen*

Beim reproduktiven Klonen wird der Zellkern des zu klonenden Tieres in eine Eizelle eingesetzt, deren Zellkern entfernt wurde. Die Eizelle wird dann einer Leihmutter eingesetzt, die den Embryo austrägt. Viele verschiedene Tiere wurden bereits nach dieser Methode des sogenannten Nukleustransfers geklont. Die Ausbeute, das heißt die Zahl der sich tatsächlich entwickelnden Organismen, die gesund ausgetragen wurden, ist gering. Nur maximal drei bis fünf Prozent der Klone überleben.

Experimente mit geklonten Mäusen zeigen, dass viele Gene in den Organen der Empfängertiere falsch abgelesen werden. Das führt zum frühzeitigen Absterben der Klone oder Föten. Dass falsch abgelesen wird, zeigte zum Beispiel ein Klonexperiment, bei dem die Gene zweier fettleibiger Mauseltern neu verpackt wurden. Das Ergebnis war nicht ein fettleibiger Nachkomme, sondern das Mäusejunge war so schlank wie normale Mäuse.

Im Februar 2003 starb die bekannte Dolly. Dolly, das Klonschaf, war zwar noch recht jung, litt aber bereits an Arthritis. Als noch eine schwere Lungeninfektion dazukam, musste sie eingeschläfert werden. Was war der Grund für diesen vorzeitigen Alterungsprozess? Dollys Erbgut war viel älter als ihr eigentliches chronologisches Alter. Da das Schaf aus der Körperzelle eines erwachsenen Schafes geklont wurde, war Dolly bereits bei der Geburt mit kürzeren Telomeren ausgestattet.

Die Geburt von Dolly erzeugte weltweit ein gesellschaftliches Erdbeben, nicht wegen der wissenschaftlichen Novität, sondern aufgrund der Tatsache, dass nun unter Umständen auch das Klonen eines Menschen möglich werden könnte. Die

Vorstellung, dass Menschen geklont werden könnten, erzeugt Angst, die von Fantasy- und Science-Fiction-Filmen wie *Star Wars*© geschürt wird, in dem eine Armee von Klonkriegern auftritt. Eine Klonarmee lässt an ein totalitäres Regime denken, in dem das Individuelle aufgehoben ist und die Menschen einer Gleichschaltung unterliegen.

In der biologischen Realität sind eineiige Zwillinge Klone, die jedoch das gleiche Lebensalter aufweisen. Beim Klonen dagegen ist die Altersdifferenz zwischen dem »Kernspender« und seinem Klon bei weitem größer als bei eineiigen Zwillingen. Das »Original« hat in diesem Fall einen Großteil seines Lebens gelebt, zahlreiche Erfahrungen und Erinnerungen angesammelt. Dies alles wird auf den Klon abfärben und unter Umständen eine eigenständige, individuelle Entwicklung verhindern, vor allem wenn der Klon das Kind beziehungsweise die Rolle des Kindes vom »Kernspender« übernimmt.

Der Wunsch, dass unsere Kinder uns in irgendeiner Form ähnlich sind, ist angeboren und ein Eckpfeiler in der Evolutionstheorie. Das Klonen könnte also vor allem von Narzissten dazu verwendet werden, um ihr »Ebenbild« zu erschaffen. Nur ihr Ebenbild wird nie so sein wie sie selbst, da es neben den Genen verschiedene psychologische und soziale Einflüsse prägen werden.

49 *Empfehlungen für ein langes und gesundes Leben*

Ende des 18. Jahrhunderts lag die Lebenserwartung bei etwa fünfundzwanzig Jahren. Hundert Jahre später hat sie sich fast verdoppelt, und Anfang des 21. Jahrhunderts liegt sie in den entwickelten Staaten mit guter medizinischer Versorgung bei etwa fünfundsiebzig bis achtzig Jahren. Ein Mensch, der jetzt gerade auf die Welt kommt, während Sie diese Zeilen lesen, kann, wenn alles gutgeht, keine Erbbelastungen vorliegen und keine Unfälle seinem Leben ein Ende setzen, seine neunzig bis hundert Jahre erreichen. Mit ein bisschen Glück schafft er vielleicht auch noch ein paar Jährchen mehr.

Der Wissenschaftler J. Evert aus Ohio, USA, hat Hundertjährige in drei Kategorien eingeteilt: die Escapers, Survivors und Delayers. Die Escapers feierten ihren hundertsten Geburtstag, ohne jemals gravierende altersabhängige Krankheiten erlitten zu haben. Bei den Delayers traten die ersten beeinträchtigenden altersabhängigen Krankheiten ab dem achtzigsten Lebensjahr auf. Die Survivors schließlich überlebten ihre altersabhängigen Krankheiten, die bereits vor dem achtzigsten Lebensjahr in Erscheinung traten. Denkbar wäre, dass bei den Escapers die Langlebigkeitsgene eine Rolle spielen.

Der indische Biogerontologe Suresh S. Rattan, der an der Aarhus Universität in Dänemark arbeitet, hat die einzelnen Determinanten für Unsterblichkeit auf eine Formel gebracht. Er hat aus der Einstein-Formel die Lebensformel generiert: $E = GMC^2$. »E(ternal) life«, ewiges Leben, wird durch die Faktoren G für Gene, M für inneres und äußeres Millieu und C für *chance*, also Zufall, bestimmt. Gene sind die Basis des Lebens. Wenn man

Gene für Reparatur und Wiedererstellung optimieren beziehungsweise verhindern würde, dass sie im Alter nachlassen, wäre man schon ein ganzes Stück weiter. Jedoch wird das in der ersten Hälfte des 21. Jahrhunderts wahrscheinlich noch nicht möglich sein …, doch wer weiß??

Der zweite Faktor ist das Milieu. Das innere Milieu bezieht sich auf alle möglichen Faktoren, die bei der Zellalterung eine Rolle spielen könnten, etwa oxidativer Stress, aber auch Hormon- beziehungsweise Enzymmangel. Rein theoretisch könnte man durch Zufuhr von Hormonen wie DHEA, Melatonin & Co. oder auch antioxidativen Vitaminen nachhelfen. Jedoch war die Wissenschaft noch nicht in der Lage, diesbezüglich beim Menschen lebensverlängernde Effekte zu zeigen. Außerdem kommen noch eine Reihe von Nebenwirkungen dazu, so dass dieser Weg nicht unbedingt zielführend zu sein scheint. Das »C zum Quadrat« steht nicht umsonst da. Chance, Zufall, Schicksal und so weiter – wie man es auch nennen mag – hat einen enormen Einfluss auf den Lebensprozess. Man kann noch so aufpassen, sich gut ernähren und so weiter, gegen das »C« kann man vielleicht optimieren, es aber nicht eliminieren.

Was könnten Empfehlungen für ein längeres Leben sein?

- Vermeiden Sie, so gut es geht, Stress. Stress, vor allem die negative Komponente, ist ein wichtiger Grund für vorzeitiges Altern. Versuchen Sie, positiv zu denken.
- Bewegen Sie sich jeden Tag!
- Schlafen Sie jede Nacht sieben bis acht Stunden. Im Schlaf regeneriert sich der Körper. Wenn Sie schlecht schlafen, nehmen sie medizinische Hilfe in Anspruch.
- Ernähren Sie sich gesund. Obst und Gemüse, die reich an Antioxidantien sind, stehen hier an erster Stelle. Daneben sind auch Omega-3-Fettsäuren wichtig.

- Seien Sie sparsamer mit Lebensmitteln, die reich an gesättigtem Fett und Zucker sind.
- Trinken Sie viel. Gut sind energiefreie Leitungs- und Mineralwässer.
- Trinken sie keinen oder nur wenig Alkohol, maximal ein Achtelliter Wein pro Tag.
- Rauchen Sie nicht. Zigaretten sind der Killer Nummer eins.
- Gehen Sie regelmäßig zu Vorsorgeuntersuchungen. Die frühzeitige Erkennung von Krankheiten kann Ihnen viele Jahre Ihres Lebens bringen.
- Seien Sie sozial aktiv. Treffen Sie häufig Freunde, Bekannte; versuchen Sie, Langeweile im Keim zu ersticken.
- Tägliches Gehirnjogging schützt Sie vor schwereren Hirnerkrankungen.
- Vermeiden Sie, soweit es geht, risikoreiche Tätigkeiten.
- Fahren Sie ein sicheres Auto.

Die moderne Medizin fügt nicht nur Jahre dem Leben zu, sondern Leben den Jahren. Nicht nur lange leben, sondern auch gut leben ist ein tief im Menschen verankerter Wunsch. Verbesserte Lebensbedingungen und der Fortschritt der Medizin haben für viele diesen Wunsch erfüllt beziehungsweise eine gute Basis für seine Erfüllung geschaffen. Eine extrem wichtige Strategie ist es daher, alles daran zu setzen, im Alter möglichst lange gesund und unabhängig zu bleiben. Dies ist sowohl für den Einzelnen als auch für die Gesellschaft von immenser Bedeutung. Jeder, auch die Jungen, tragen die Verantwortung, um möglichst gesund und fit zu bleiben. Dadurch wird nicht nur die eigene Lebensqualität erhöht, sondern auch die der direkten Angehörigen. Darüber hinaus spart sich der Staat dadurch viel Geld. Dieses Geld könnte dann stattdessen beispielsweise in die Renten einfließen.

59 *Interview mit meinem Vater*

Mein Vater Cevdet wird im September 2009 achtundsiebzig Jahre alt. Er erfreut sich – bis auf geringfügige Schmerzen in der Lendenwirbelsäule – bester Gesundheit und Lebensfreude. Seit fast fünfzig Jahren ist er mit meiner Mutter Esin zusammen. Er ist Vater von zwei Kindern und Großvater von vier Enkeln. Von Beruf ist er Internist. Mein Vater hatte für mich immer eine Vorbildfunktion, insbesondere weil er in seinem Beruf sehr erfolgreich und beliebt gewesen war und dabei seine Familie nicht vernachlässigt hatte. Im Februar 2009 führte ich mit ihm ein Interview über das Leben und das Alter.

Bist du glücklich, und was bedeutet Glück für dich?

Ja, ich bin glücklich. Glück ist meiner Meinung nach jedoch nicht eine Konstante, sondern eher ein momentanes Gefühl. Ich bin immer wieder glücklich in bestimmten Augenblicken meines Lebens. Dazwischen gibt es Phasen, in denen ich vielleicht zufrieden bin, mich aber nicht unbedingt als glücklich bezeichnen würde. Für mich bedeutet Glück vor allem ein erfüllter Beruf, ein intaktes, harmonisches Familienleben und Gesundheit. Daneben spielen eine finanzielle Absicherung und mein Wohnort ebenfalls eine Rolle. Ich habe vor allem drei wichtige Entscheidungen in meinem Leben getroffen, die das Fundament für mein Glück waren: Erstens die richtige Frau zu heiraten. Zweitens den richtigen Beruf gewählt zu haben. Ich liebe es, Arzt zu sein und den Menschen zu helfen. Und drittens damals von Istanbul im Rahmen der ersten Gastarbeiterwelle Anfang der Sechzigerjahre nach Deutschland ausgewandert zu sein. Dort habe ich meine berufliche Existenz erworben, mir viel Wissen angeeignet und Anerkennung bekommen.

Was ist wichtig für ein langes Leben?

Ja, was ist wichtig? Vor allem ist neben dem Gesundheitsfaktor wichtig, dass man versucht, zufrieden zu sein, die Dinge optimistisch zu sehen und auch zu versuchen, sich an den kleinen Dingen des Lebens zu erfreuen.

Und Stress?

Um Stress abzubauen und Probleme zu lösen, hat mich deine Mutter sehr unterstützt. Wir haben viel miteinander geredet und versucht, gemeinsam Probleme, die Stress verursachen könnten, zu lösen. Das hat mir sehr geholfen. Außerdem versuche ich, um Stress abzubauen, jeden Tag zu lesen, neben Romanen, insbesondere Kriminalromanen, vor allem Bücher über Glück und Lebenszufriedenheit. Ein Buch, das mich mein ganzes Leben begleitet hat, ist von Dale Carnegie: *Sorge dich nicht, lebe*. Diese Lektüre hat mir sehr geholfen, mich im Beruf und in der Gesellschaft zu etablieren und glücklich zu sein.

Hattest du nicht als Arzt viel Stress im Beruf?

Jeder Arzt hat Stress, sowohl körperlichen als auch psychischen. Ich habe versucht, über verschiedene Wege den Stress in meinem Beruf zu minimieren. Erstens war ich immer bestrebt, alles richtig und ordentlich zu machen. Dadurch konnte ich Stress reduzieren und mein Gewissen entlasten. Gut ist es, seine Grenzen zu kennen und eine logisch-vernünftige Denkweise zu praktizieren, das heißt, in Situationen, die einen überfordern, Hilfe zu holen, nachzufragen, andere einzuspannen. Man sollte seine Grenzen kennen, dann kann nichts passieren, und man hat weniger Stress.

Wie wichtig sind dir soziale Kontakte?

Ich habe eine Handvoll Freunde, mit denen ich regelmäßigen Kontakt pflege. Daneben haben deine Mutter und ich gemeinsame Freunde, mit denen wir uns in regelmäßigen Abständen treffen. Freunde zu haben ist wichtig.

Wie ernährst du dich?

Ich liebe zwar Fleisch und habe es früher gerne und häufig verzehrt, aber mittlerweile esse ich viel Obst und Gemüse. Ich frühstücke gut und esse auch zu Mittag so viel, dass ich angenehm satt werde. Dafür speise ich am Abend wenig, ein mit Käse belegtes Brot oder auch Obst. Ich esse gerne Milchprodukte wie Käse und Jogurt und schätze auch Nüsse, vor allem Hasel- und Walnüsse sowie Mandeln. Ich habe nie geraucht und trinke auch nur selten Alkohol.

Bewegst du dich genug?

Ich habe nie Sport betrieben. Aber ich gehe sehr gerne spazieren. Täglich mindestens ein bis zwei Kilometer, manchmal auch ein wenig mehr. Daneben praktiziere ich zu Hause täglich Gymnastik zur Stärkung meiner Muskulatur.

Möchtest du noch einmal jung sein?

Nein. Ich bin zufrieden mit meinem Alter und meinem Leben. Ich möchte nicht die Probleme von jungen Leuten durchleben, sei es die Partnerwahl, die Schaffung einer beruflichen Existenz mit finanzieller Absicherung oder auch der Stress der Kindererziehung.

Was würdest du der jüngeren Generation empfehlen?

Einen Beruf zu wählen, der einem Spaß macht. Eine Familie zu gründen und zu versuchen, optimistisch und zufrieden durch das Leben zu gehen.

Danke sehr.

Literatur

Im Folgenden sind nur ausgewählte zitierte Bücher und Lehrbücher aufgeführt. Die vollständige wissenschaftliche Literaturliste finden Sie aus Platzgründen auf der Website des Autors unter www.ekmekcioglu.at.

Baltes, Margret M., Leo Montada (Hg.), *Produktives Leben im Alter,* Frankfurt am Main 1996

Beauvoir, Simone de, *Das Alter*, Reinbek, Neuausgabe Mai 2000

Cicero, Marcus Tullius, *Cato oder von dem Greisenalter*, Spiegel-online-Projekt Gutenberg (http://gutenberg.spiegel.de/)

Grupe, Gisela, Kerrin Christiansen, Inge Schröder, Ursula Wittwer-Backofen, *Anthropologie: Ein einführendes Lehrbuch*, Berlin 2004

Häfner, Heinz, und Ursula M. Staudinger (Hg.), *Was ist Alter(n)?*, Berlin 2008

Klatz, Ronald, Robert Goldman, *The Official Anti-Aging Revolution: Stop the Clock*, Laguna Beach, USA 2007

Klinke, Rainer, Hans-Christian Pape, Stefan Silbernagl (Hg.), *Physiologie*, Stuttgart 2005

Likar, Rudolf, Günther Bernatzky, Wolfgang Pipam, *Lebensqualität im Alter: Therapie und Prophylaxe von Altersleiden*, Wien, New York 2004

Masters, William H., Virginia E. Johnson, *Die sexuelle Reaktion*, Reinbek 1993

Müller, Werner A., und Monika Hassel, *Entwicklungsbiologie und Reproduktionsbiologie von Mensch und Tieren. Ein einführendes Lehrbuch*, Berlin 2005

Rosenmayr, Leopold, *Schöpferisches Altern: Eine Philosophie des Lebens*, Münster 2007

Schmidt, Robert F., Florian Lang (Hg.), *Physiologie des Menschen: Mit Pathophysiologie*, Berlin 2007

Smolensky, Michael, Lynne Lamberg, *The body clock guide to better health*, New York 2000

Zeyfang, Andrej, Ulrich Hagg-Grün, Thorsten Nikolaus, *Basiswissen Medizin des Alterns und des alten Menschen*, Berlin, Heidelberg 2008.

Dank

Ich möchte mich sehr herzlich bei Herrn Univ. Prof. Dr. Peter Pietschmann (Präsident der österreichischen Gesellschaft für Geriatrie und Gerontologie) sowie Herrn Univ. Prof. Dr. Wolfgang Marktl (Präsident der österreichischen Akademie für Ganzheitsmedizin) und Dr. med. Valentin Leibetseder (Leistungsphysiologe) für die kritische und konstruktive Durchsicht des Manuskripts bedanken. Weiters möchte ich mich bei meiner geliebten Frau, Andrea, für die guten Ratschläge und das Erstlektorat bedanken. Eine besondere Anerkennung gebührt auch Beate Koglin, Lektorin, für die professionelle Überarbeitung des Manuskripts.

PIPER

Cem Ekmekcioglu

50 einfache Dinge, die Sie über Ernährung wissen sollten

208 Seiten. Piper Taschenbuch

Auf kaum einem anderen Gebiet kursieren so viele Irrtümer und Halbwahrheiten wie auf dem der Ernährung. Doch wie unterscheidet man zwischen sinnvollen, sinnlosen oder sogar schädlichen Empfehlungen? »50 einfache Dinge, die Sie über Ernährung wissen sollten« bringt Sie auf den aktuellen Stand der Forschung, wenn es um Nährstoffe, Nahrungsergänzungsmittel und Ratschläge rund ums Essen und Trinken geht.

»Dieses Buch ist eine gute Wahl für alle, die an sachlich aufbereiteter Information interessiert sind – fernab von jeglichem Hype und auf Basis aktueller wissenschaftlicher Erkenntnisse. Eine unterhaltsame Lektüre.«
Brigitte

01/1795/01/L